改訂版

最新
糖尿病診療のエビデンス

聖路加国際病院内分泌代謝科
能登 洋 著

改訂版　はじめに

　「ネイチャーやサイエンスに出ているものの9割は嘘で、10年たったら残って1割」。2018年ノーベル医学生理学賞受賞者である本庶佑氏は、自分の目で確かめることの大切さを、こう説かれました。臨床領域においても、私たちはエビデンスに使われてしまっていることが多いのではないでしょうか。

　本書の初版を2015年に出版してからも、糖尿病治療に関するエビデンスは急増しています。それだけ、「エビデンス商法」にだまされる危険性も同時に高まっています。2018年に日経メディカル Onlineで糖尿病領域のエビデンスについて5回、解説を追加しましたが、その後のエビデンスもカバーして改めて警鐘を鳴らす必要性があると判断し、このたび初版に大幅に手を加えて、改訂版書籍を上梓することになりました。

　初版同様に、エビデンスを正しく理解し活用するために辛口に解説しました。本書によって糖尿病診療におけるエビデンスを鋭く鑑識し、それを日常診療に的確に適用できるようになることを、祈願しております。

謝辞：日経メディカル Onlineでの再連載、および再書籍化にご尽力くださった日経メディカル編集部の方々に、心より御礼申し上げます。

聖路加国際病院内分泌代謝科 部長
能登　洋

目 次

3 　はじめに

7 　**第1章**　主要な糖尿病診療ガイドラインの比較
　　　　　　百花繚乱か玉石混交か?

17 　**第2章**　至適な血糖コントロール
　　　　　　理論と現実に乖離

33 　**第3章**　統合的リスク管理のABC
　　　　　　合併症予防の不可欠要素

53 　**第4章**　ライフスタイル"改革"のABCDE
　　　　　　至適化のツボ

89 　**第5章**　ビグアナイド薬
　　　　　　論よりエビデンス

101 　**第6章**　DPP-4阻害薬
　　　　　　期待外れの現実

109 　**第7章**　SU薬・グリニド薬
　　　　　　エビデンスは多けれど

117 　**第8章**　SGLT2阻害薬
　　　　　　多才な新薬登場?

135	第9章	α-グルコシダーゼ阻害薬
		メタアナリシスで有意差あれど

141	第10章	チアゾリジン薬
		大血管症予防効果の真相は

149	第11章	インスリン
		合併症予防のエビデンスは限定的

157	第12章	GLP-1受容体作動薬
		食い違う大血管症予防効果

169	第13章	【総論1】エビデンスの読み方・使い方
		─ 数式なし！目からウロコの秘伝 ─

185	第14章	【総論2】EBMの"十戒"
		─ エビデンスに使われないために ─

197	付録	糖尿病と癌

214　再掲図表
216　索　引

主要な糖尿病診療ガイドラインの比較

百花繚乱か玉石混交か？

近年、国内外で糖尿病患者が急増し、新規糖尿病治療薬やそのエビデンスも奔騰している。多くの学会が診療ガイドラインを発行しているが、血糖コントロール目標値と治療薬選択に関して、日本の診療に大きなインパクトを与える日米の主要なガイドラインを比較してみよう（食事に関しては第4章参照）。

1 日本糖尿病学会　糖尿病診療ガイドライン2016[1]（糖尿病治療ガイド2018-2019[2]）

- 3年ごとに改訂されている。
- Q&A形式のためクリニカルクエスチョンが分かりやすい。

図1　2型糖尿病の病態と経口血糖降下薬の選択[2]

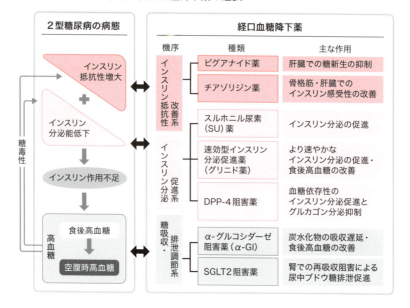

図2　血糖コントロール目標[2]

目標	血糖正常化を目指す際の目標[注1]	合併症予防のための目標[注2]	治療強化が困難な際の目標[注3]
	コントロール目標値[注4]		
HbA1c (%)	6.0 未満	7.0 未満	8.0 未満

治療目標は年齢、罹病期間、臓器障害、低血糖の危険性、サポート体制などを考慮して個別に設定する。

注1）適切な食事療法や運動療法だけで達成可能な場合、または薬物療法中でも低血糖などの副作用なく達成可能な場合の目標とする。
注2）合併症予防の観点からHbA1cの目標値を7％未満とする。対応する血糖値としては、空腹時血糖値130mg/dL未満、食後2時間血糖値180mg/dL未満をおおよその目安とする。
注3）低血糖などの副作用、その他の理由で治療の強化が難しい場合の目標とする。
注4）いずれも成人に対しての目標値であり、また妊娠例は除くものとする。

図3　糖尿病治療の目標[2)]

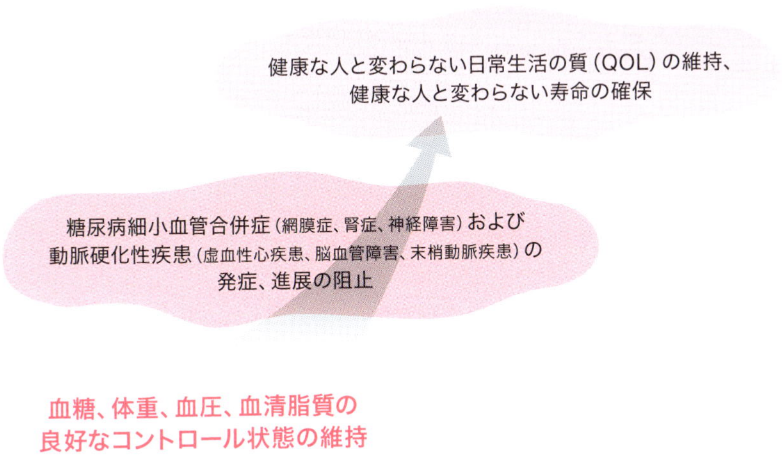

健康な人と変わらない日常生活の質（QOL）の維持、
健康な人と変わらない寿命の確保

糖尿病細小血管合併症（網膜症、腎症、神経障害）および
動脈硬化性疾患（虚血性心疾患、脳血管障害、末梢動脈疾患）の
発症、進展の阻止

血糖、体重、血圧、血清脂質の
良好なコントロール状態の維持

- 治療薬は病態（インスリン抵抗性とインスリン分泌能低下）に応じて選択することを推奨しているが（図1）、非専門医にとっては病態をどう検査・判定したらいいのか不明であるため、実用性に乏しい。
- 高齢者の血糖コントロール目標については別途推奨されているが、複雑かつ難解。
- 血糖コントロールの目標値は個別化を目指し、3段階に分かれている（図2）。ただし、個別化の基準が不明瞭（例：「臓器障害」がある場合には厳格なコントロールが望ましいのか寛容な方がいいのか不詳）。また、糖尿病治療の最終目標は、健康な人と変わらない日常生活の質（QOL）の維持と寿命の確保（図3）でありながら、「血糖正常化を目指す際の目標」値を設定していることには齟齬がある。

2 日本糖尿病・生活習慣病ヒューマンデータ学会 糖尿病標準診療マニュアル（一般診療所・クリニック向け）[3]

- 第13版までは国立国際医療研究センターによるマニュアルとして作成された。
- 日本糖尿病学会のガイドラインとの併用を推奨するものであり、その橋渡しとなることを目的としている。
- このマニュアルの活用が、合併症精査の遵守率向上を通じて診療の質の向上につながることがランダム化比較試験（RCT）で実証されている[4]。
- ほぼ1年ごとに改訂されている。
- インターネットで無料公開されている（http://human-data.or.jp/）。
- 血糖コントロール目標値の個別化基準が明解である（図4）。
- 最新のエビデンスに基づいて薬剤選択順位を明記しているため実用性が高い（表1、図5）。

3 米国糖尿病学会（ADA）Standards of Medical Care in Diabetes-2019[5]

- 毎年1月に改訂される。
- 治療アルゴリズムは欧州糖尿病学会（EASD）と合同で作成されている。
- エビデンスを多く引用しているが、コンセンサスレポートの色合いが強い。
- 2019年版では、心血管疾患既往者や慢性腎臓病（CKD）合併者には、メトホルミンの次の一手としてナトリウム・グルコース共輸送体2（SGLT2）阻害薬とグルカゴン様ペプチド1（GLP-1）受容体作動薬が位置付けられるようになった（図6）。ただし、もともと欧米人より心血管

図4 血糖コントロール目標の個別化[3]

厳格 HbA1c＜6.0%	←血糖コントロール→ HbA1c＜7.0%	寛容 HbA1c＜8.0%
モチベーション高、アドヒアランス高 病識・理解度高、自己管理能力高	社会・心理状態	モチベーション低、アドヒアランス低 病識・理解度低、自己管理能力低
十分	経済・支援状態	不十分
低	低血糖リスク	高
短	2型糖尿病罹病期間	長
長	余命	短
なし	細小血管症	高度、重篤
なし	大血管症	既往あり
なし	併発疾患	多疾患、重篤

表1 糖尿病治療薬のエビデンス[3]

作用	種類	細小血管症抑制効果実証 アジア人	細小血管症抑制効果実証 欧米人	大血管症・死亡抑制効果実証 アジア人	大血管症・死亡抑制効果実証 欧米人	体重変化	低血糖リスク
インスリン抵抗性改善	ビグアナイド薬		◎	◎（日本人） ◎（中国人）	◎	→/↓	−
インスリン抵抗性改善	チアゾリジン薬			△（日本人）	△	↑	−
インスリン分泌促進	SU薬		◎		○	↑	+
インスリン分泌促進	グリニド薬				○	→/↑	±
インスリン分泌促進	DPP-4阻害薬				△	→	−
食後高血糖改善	α-GI				△	→	−
ブドウ糖排泄	SGLT2阻害薬			○	◎	↓	−
注射薬	インスリン	◎（日本人）	◎		○	↑	+
注射薬	GLP-1受容体作動薬				◎	↓	−

◎：実証されている、○：示唆されている、△：有意性は実証されていない、空欄：出版エビデンスなし

図5 糖尿病患者の治療の流れ（日本糖尿病・生活習慣病ヒューマンデータ学会による糖尿病標準診療マニュアル[一般診療所・クリニック向け]第15版)[3]

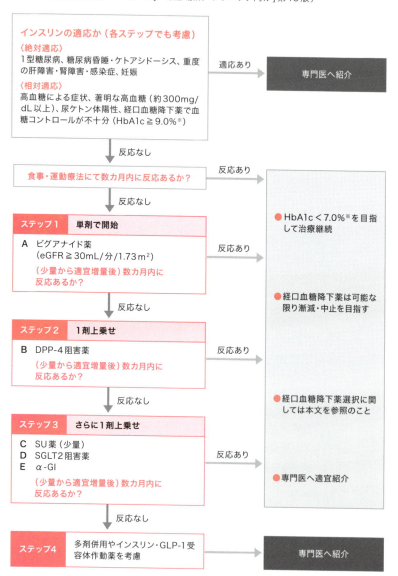

※ 目標値については症例によって個別に定める（本文参照）。

疾患リスクの低い日本人糖尿病患者で、同程度の臨床的効果が得られるかは未知数である。
- 2019年版では、個別化した患者中心のケア重視（図7）と診療の惰性（clinical inertia）の回避が強調されている（総論1【補遺2】参照）。診療の惰性（最新の知見を受け入れない、患者の状態をタイムリーに把握しないなど）の回避については、血糖降下薬のフローチャート（図6）にも目立つように表記されており、診療の質の向上への不断の努力の重要性が示されている。さらに、患者の自己教育、支援、協働判断についても随所で詳記されている。
- 高齢者では特に低血糖や過剰治療を回避し、治療を緩和・単純化すべきであることが強調されている。具体的には、併存疾患が少なく、認知症がなければ目標値はHbA1c＜7.5％、併存疾患が多かったり認知症を合併していたり機能的依存がある場合はHbA1c＜8.0〜8.5％に緩和すべきと記載されている。

4 米国内科学会（ACP）成人2型糖尿病治療ガイダンス[6]

- 利用者として全臨床医を対象としている。改訂は不定期。
- 介入による血糖コントロールの便益を評価したエビデンスだけに基づいて作成されている。
- 糖尿病合併症リスクだけでなく生命予後をむしろ重視している。
- 治療目標値の個別化を推奨。
- 薬物療法時のHbA1c目標値は7〜8％を推奨。HbA1c 6.5％未満を達成している患者に対しては、薬物療法の強度の減弱を考慮することが推奨されている。
- 80歳以上は目標を設定しない。

図6 治療薬選択の流れ[5]

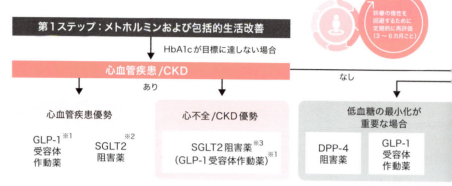

（注）エビデンスレベルに基づいた薬剤優先度
- ※1 リラグルチド ＞ セマグルチド ＞ エキセナチド（週1回型）
- ※2 エンパグリフロジン ＞ カナグリフロジン
- ※3 エンパグリフロジン ＝ カナグリフロジン
- ※4 セマグルチド ＞ リラグルチド ＞ デュラグルチド ＞ エキセナチド ＞ リキシセナチド

図7 血糖コントロール目標の個別化[5]

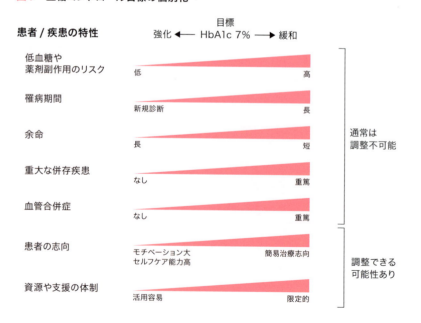

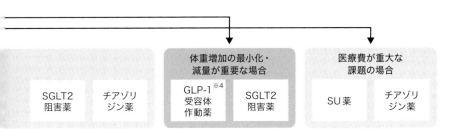

- 薬物選択法を扱っていないことが欠点である。大血管症や生命予後、有害事象は血糖コントロールだけでなく薬剤によっても変わってくるので（表1）、「目標HbA1cに関するエビデンス」だけに固執した推奨は現実性に欠ける。

【文献】

[1] 日本糖尿病学会、糖尿病診療ガイドライン2016、南江堂、2016.
[2] 日本糖尿病学会、糖尿病治療ガイド2018-2019、文光堂、2018.
[3] 日本糖尿病・生活習慣病ヒューマンデータ学会、糖尿病標準診療マニュアル（一般診療所・クリニック向け）第15版、http://human-data.or.jp、2019.
[4] Noto H, Tanizawa Y, Aizawa T, et al. A Cluster-randomized Trial to Improve the Quality of Diabetes Management: The Study for the Efficacy Assessment of the Standard Diabetes Manual (SEAS-DM). J Diabetes Investig. 2016;7:539-43.
[5] American Diabetes Association. Standards of Medical Care in Diabetes-2019. Diabetes Care. 2019;42:S1-S193.
[6] Qaseem A, Wilt TJ, Kansagara D, et al. Hemoglobin A1c Targets for Glycemic Control With Pharmacologic Therapy for Nonpregnant Adults With Type 2 Diabetes Mellitus: A Guidance Statement Update From the American College of Physicians. Ann Intern Med. 2018;168:569-76.

2

至適な血糖コントロール
理論と現実に乖離

　糖尿病治療の目標は、細小血管症（網膜症、腎症、神経障害）や大血管症（動脈硬化性疾患、心血管疾患）といった糖尿病合併症の発症・進展を防止することで、患者のQOLを維持し、健康寿命を確保することである（第1章参照）。そのための血糖のコントロール目標としては、一般的に「HbA1c 7.0％未満」が推奨されている[1]。

　さて、ここで問題。高血糖は、死亡のリスクファクターとなっている。では、血糖コントロールを厳格にすればするほど、そのリスクは低下するだろうか？

　答えは、現時点の実証報告によると「×」である。一般に、血糖コントロールは厳格であることが望まれるが、実は厳格過ぎても付加価値はあまりなく、むしろ低血糖の危険性が増加したり、死亡率が高まったりする事例もある。

🟥 死亡リスクの低下効果は不明

　まず、細小血管症の発症・進展抑制に対して、血糖コントロールが与える影響について見てみよう。

　厳格な血糖コントロールを行うと、全体的には、細小血管症の発症・進展リスクは低下することが、日本人を対象にした試験「Kumamotoスタディー」により、実証されている[2]。これは、2型糖尿病患者110人をインスリンで治療して、血糖コントロールと細小血管症の発症・進展を検証した試験で、疫学的事後解析では血糖コントロールを厳格にするほど網膜症や腎症の進行が抑えられることも明らかになった（**図1**）。

　ただし、HbA1cを7.0％未満にコントロールしても、それ以上のリスク低下はほとんどない。また、血糖を下げるスピードも重要なポイントで、急激な低下により網膜症や神経障害が一時的に悪化することが、他の研究からも報告されている。

　なお、細小血管症の予防効果については糖尿病治療薬ごとに、具体的にはメトホルミン、スルホニル尿素（SU）薬、インスリンにおいて、その効果が臨床研究により実証されている（214ページ再掲**図表A**参照）。細小血管症の主因は高血糖であるとの理由から、この予防効果については、その他の糖尿病治療薬にも恐らく当てはまるものと考えられており、実際に反証はない（ピオグリタゾンによる黄斑浮腫を除く）。

🟥 大血管症についてはどうだろうか

　糖尿病では、大血管症の発症リスクが約2.0倍になる。しかし、血糖を

第2章　至適な血糖コントロール　理論と現実に乖離

図1　血糖コントロールと細小血管症のリスク[2)]

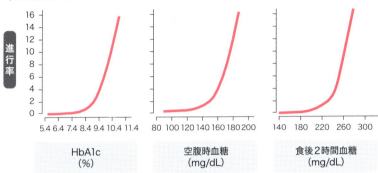

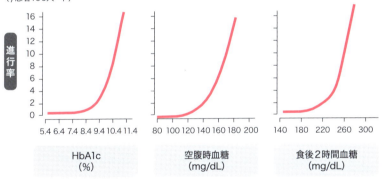

厳格にコントロールしてもその<u>リスクの低下度は小さく</u>[3]、さらに<u>薬剤によってもその効果は異なる</u>（214ページ再掲**図表A**参照）。

　図2を見てほしい。これは、UKPDSやACCORDといった2型糖尿病治療に関する大規模RCTによる、血糖コントロール強化群（HbA1c 7.0％以下）と従来コントロール群の、冠動脈疾患オッズ比（≒相対リスク）のメタアナリシスである[3]。血糖を厳格にコントロールしても、リスク低下は約15％である。リスクが半減していないことから、血糖コントロールだけで大血管症を完全に予防することは、低血糖のリスクなども考慮すると困難であることが推測される。

🔴 食後高血糖是正効果はどうか

　<u>観察研究のデータ</u>によると食後高血糖は心血管疾患や死亡の<u>リスクファクター</u>であり、これはアジア人を対象とした糖負荷試験からも<u>示唆される</u>（**図3**）[4]。空腹時高血糖よりも食後高血糖の方が大血管症リスクファクターとしてのインパクトが大きいことを示す報告も少なくない。ガイドラインでは<u>疫学研究のデータ</u>に基づいて、治療目標は食後2時間血糖180mg/dL未満が推奨されている[1]。

　しかし、食後高血糖是正に有効性の高い薬剤による大血管症リスク低下のエビデンスは希薄である（第6～12章および214ページ再掲**図表A**参照）。現治療法では是正介入しても、論通りの結果には結び付いていない。食後高血糖は<u>リスクファクターに過ぎず、病因ではないのかもしれない</u>。

第2章 至適な血糖コントロール 理論と現実に乖離

図2 厳格な血糖コントロールによる冠動脈疾患リスクのメタアナリシス[3]

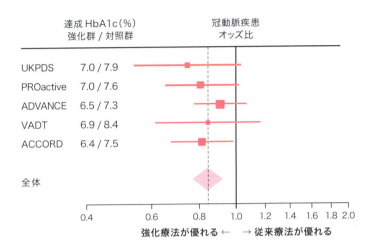

図3 空腹時血糖および経口ブドウ糖負荷試験（OGTT）2時間値と心血管死亡リスク（アジア人）[4]

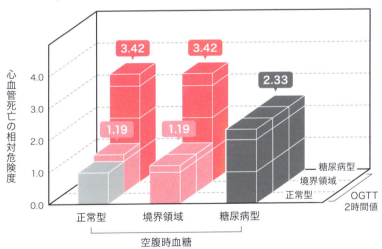

🔲 死亡リスクにも着目しよう

　厳格な血糖コントロールによる死亡率の改善効果についても見てみよう。高血糖は死亡のリスクファクターではあるが、必ずしも病因そのものとは限らない。そのため、リスクファクターである高血糖を改善しても、予後改善につながらないこともある。大血管症と同様、使用する薬剤によっても効果は異なる。

　図4は、大規模RCTによる血糖コントロール強化群と従来群の、死亡オッズ比のメタアナリシスである[3]。両者に有意差は認めず、血糖を厳格にコントロールしても死亡率の改善は見られないという結果だった。そればかりか、解析対象となった個々の試験結果に目を通すと、ACCORDでは治療で血糖を厳格にコントロールすると、死亡リスクがむしろ有意に増加する場合もあることが分かる[5]。

　一般に、メタアナリシスはエビデンスのレベルが最も高いとされるが、盲信は禁物だ。統合結果だけでなく、個々の研究の妥当性と結果を評価することも重要である。統合結果だけに目がいくと、重要なメッセージを見落とす危険があるので気を付けたい。

🔲 鉄は熱いうちに打て

　血糖を厳格にコントロールしても、大血管症のリスクは著明に減らず死亡率も有意に低下しない。その理由としてさまざまな要因が想定されている。例えば、2型糖尿病はインスリン抵抗性を根源とする高血圧や脂質異常症といった他のリスクファクターも合併することが多いため、血糖コントロールだけでは予防は不十分であると考えられる。

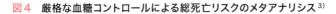

図4 厳格な血糖コントロールによる総死亡リスクのメタアナリシス[3]

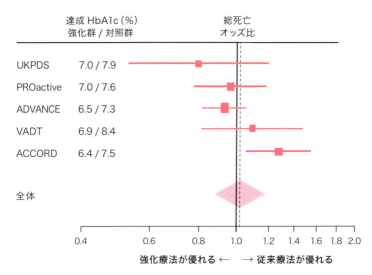

表1 厳格な血糖管理と大血管症リスクの関連を見た代表的な大規模RCT

試験名 （対象症例数）	UKPDS （3867人）	ADVANCE （1万1140人）	ACCORD （1万251人）	VADT （1791人）
対象者の糖尿病の状態	非進行例中心		進行例中心	
平均罹病期間（年）	0※	8	10	11.5
平均HbA1c（%）	7.1	7.5	8.3	9.4
平均空腹時血糖 （mg/dL）	144	153	175	205
平均年齢（歳）	53	66	62	60
厳格な血糖管理による 大血管症の発症リスク	減少	有意差なし	上昇	有意差なし

※ 初回診断例で、かつ大血管症の既往がない患者。

また、糖尿病治療薬の副作用により、癌のリスクが増加したり心不全が悪化したりする可能性もある。さらに、血糖の厳格管理により重症低血糖の発症が増え、そのことが死亡率増加に関与している可能性もある。特に、高齢者や長期罹患者、合併症を多く有する患者では、その危険性が高まる。

　大規模RCTをレビューしてみると、大血管症リスクを低下させるためには早期介入が重要であることが分かる（表1）。まさに、「鉄は熱いうちに打て」である。なお、RCT期間後の「延長戦」において有意差が出たというエビデンスもあるが、そのようなデザイン解析はRCTではなく観察研究であるため、エビデンスレベルとしては低くなることに気を付けよう。

血糖コントロールは「オーダーメード」の時代

　では、これらの介入エビデンスを踏まえて、血糖コントロール目標値について考えてみよう。

　治療目標値は、血管合併症のリスクを減らし、かつ低血糖を極力避ける目的から、全般的にはHbA1c 7.0％未満（空腹時血糖130mg/dL未満）が妥当といえよう[6]。もっとも、血糖は一様にコントロールすればいいというものではない[1,7]。

　2013年まで、日本糖尿病学会の「糖尿病診療ガイドライン」では、治療目標値をHbA1cの値に応じて「優、良、可（不十分/不良）、不可」と設定し、6.2％未満を一律に「優」と評価してきた。2013年5月に「科学的根拠に基づく糖尿病診療ガイドライン2013」が発行され、血糖コントロール目標値や分類が大幅に改訂された。

第2章 至適な血糖コントロール 理論と現実に乖離

図5 血糖コントロール目標の個別化[7]

厳格 HbA1c＜6.0%	← 血糖コントロール → HbA1c＜7.0%	寛容 HbA1c＜8.0%
モチベーション高、 アドヒアランス高 病識・理解度高、 自己管理能力高	社会・心理状態	モチベーション低、 アドヒアランス低 病識・理解度低、 自己管理能力低
十分	経済・支援状態	不十分
低	低血糖リスク	高
短	2型糖尿病罹病期間	長
長	余命	短
なし	細小血管症	高度、重篤
なし	大血管症	既往あり
なし	併発疾患	多疾患、重篤

　現行の基準では、それまで5段階としていた血糖コントロール目標値を、HbA1c値で6.0％、7.0％、8.0％の3段階に集約。その上で、治療目標は年齢や罹病期間、臓器障害、低血糖の危険性、ケアのサポート体制などを考慮し、患者ごとに設定することとした。

　目標値の個別化や低血糖の回避が、国際的に重視されている[8,9]（第1章参照）。また、筆者は「優、良、可、不可」という呼称は恣意的かつ人格否定的で、EBM（科学的根拠に基づく医療）の趣旨に反するため不適切であることを随所で指摘し、学会に直談判したりもした。日本糖尿病学会は重い腰を上げて、ようやくこの成績付けを撤廃した。ただし、個別化の具体策については依然、漠然としており、今後の課題である。日本糖尿病・生活習慣病ヒューマンデータ学会の糖尿病標準診療マニュアル（一般診療所・クリニック向け）[7]を参考にするとよいだろう（**図5**）。

また、日本糖尿病学会は疫学研究のデータに基づき、食後2時間血糖の目標値として「180mg/dL未満」を推奨している。だが、治療介入による大血管症予防効果の点では、治療目標値としての妥当性はまだ乏しい。国際糖尿病連合（IDF）のガイドラインでは、現実性と低血糖予防の観点から、食後1～2時間血糖160mg/dLを推奨しており、エビデンスの蓄積が待たれるところだ（第6～12章参照）。

🔲 重症低血糖の予後

　では重症低血糖により、どのように予後が影響されるのだろうか？　一般に血糖70～80mg/dL以下を低血糖と呼び、**表2**のような症状が出現する。極度の血糖低値ではけいれんを来し、放置下では致死的である。血糖コントロールが厳格なほど、重症低血糖リスクは当然高まる（**図6**）。

　ところで、インスリン1単位の定義をご存じだろうか？　国際的に「体重約2kgの24時間絶食ウサギの血糖値を3時間以内にけいれんレベルまで下げ得る静注量」と定義されている。治療効果どころか危険性を基準に定義されていることは、臨床的に特記に値する。実際、インスリン製剤のラベルには劇薬を意味する「劇」のマークが印刷されている。

🔲 重症低血糖と糖尿病合併症との関係は

　閑話休題。高血糖は合併症のリスクファクターであるため、前述のように近年までひたすら厳格な血糖コントロールが追求されてきた。しかし、逆説的だが重症低血糖は血管合併症リスクや死亡リスクの増加と関連することが報告されている。機序も判明してきている。

表2 低血糖による具体的な症状

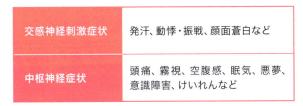

交感神経刺激症状	発汗、動悸・振戦、顔面蒼白など
中枢神経症状	頭痛、霧視、空腹感、眠気、悪夢、意識障害、けいれんなど

図6 血糖コントロールと重症低血糖リスク[10]

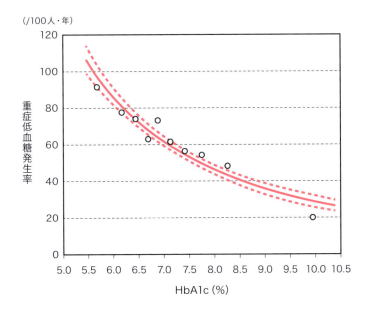

図7　重症低血糖後の大血管症リスク[11]

研究論文		相対リスク（95%信頼区間）	重み付け(%)
ADVANCE	2010	3.45 (2.34-5.08)	6.74
VADT	2011	1.88 (1.03-3.43)	3.44
Johnston	2011	1.79 (1.69-1.89)	20.01
Zhao	2012	2.00 (1.63-2.45)	13.32
Rathmann	2013	1.60 (1.13-2.26)	7.80
Hsu	2013	2.26 (1.93-2.65)	15.46
ORIGIN	2013	1.58 (1.24-2.02)	11.41
Bedenis	2014	2.11 (1.06-4.20)	2.73
Khunti 1	2015	1.70 (1.09-2.65)	5.60
Khunti 2	2015	1.50 (1.19-1.89)	12.07
Goto	2016	3.39 (1.25-9.18)	1.41
全体（I^2=60.1%、p=0.005）		1.91 (1.69-2.15)	100.0

　まずは、大血管症リスク。重症低血糖に関連した大血管症リスクは約2倍であることが、国内外のデータを含むメタアナリシスで示されている（図7）[11]。

　次に死亡リスクはどうか。インスリン使用中は低血糖リスクが高まるが、1型、2型糖尿病のどちらも、インスリン関連重症低血糖の予後は不良である（表3）[12]。ACCORDで強化療法群の総死亡リスクが有意に増加した一因は、重症低血糖の増加であることが推測されている。

　また、非糖尿病者でも重症低血糖とその後の予後悪化は関連することが報告されている（図8）[13]。

表3 インスリン使用での重症低血糖の予後[12]

	アウトカム	大血管症既往	ハザード比	p値
1型	大血管症	+	1.51	NS
		−	1.61	<0.05
	死亡	+	1.98	<0.05
		−	2.03	<0.05
2型	大血管症	+	1.60	<0.05
		−	1.49	<0.05
	死亡	+	1.74	<0.05
		−	2.48	<0.05

　このように重症低血糖と生命予後悪化が関連する機序として、表4に挙げたような因子が想定されている。ただし、関連性と因果関係を混同しないよう注意が必要だ。

　間接的要因である交絡因子としては、重症低血糖を起こしやすい基礎疾患の存在（敗血症、糖尿病合併症、低栄養、うつなど）が挙げられる。例えば、敗血症のために重症低血糖と死亡のリスクが同時に増加しているだけで、重症低血糖と死亡は直接の因果関係にはない可能性がある。この場合は血糖を上昇させても、予後改善につながらないかもしれない。なお、図7のメタアナリシスはこのような交絡因子で調整されているため、因果関係の妥当性が比較的高い（表5）。ともかく、重症低血糖患者では大血管症にも要注意といえる。

🔲 重症低血糖の社会的影響

現在、多数の糖尿病治療薬が存在し、最近まで厳格な血糖コントロールが金科玉条とされていたため、重症低血糖による入院数が増加している。米国では2001年以降、重症低血糖（遷延性、医原性）による入院患者数の方が、高血糖緊急症による入院患者数よりも多くなっている[14]。

🔲 認知症とも関連か

重症低血糖と認知症の関連も指摘されている。実際、重症低血糖後には認知症の発症リスクが2.1倍に、逆に認知症だと重症低血糖リスクが3.1倍に、いずれも有意に跳ね上がることが報告されている[15]。

🔲 相関と因果の短絡に注意

繰り返すが、関連性があったとしても因果関係にあるとは限らない。因果関係を立証するには、表5のポイントをチェックしよう。

重症低血糖と合併症ないし予後不良のリスクとの因果関係は比較的強いので、糖尿病治療薬の選択には、低血糖リスクも十分勘案することが大切である（214ページ再掲図表A参照）。

図8 重症低血糖関連死亡リスク[13]

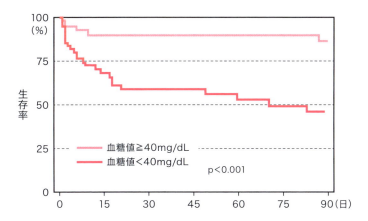

表4 重症低血糖による生命予後悪化の要因

- カテコラミン濃度上昇
- 不整脈（QT時間延長）
- 心筋虚血
- 血小板活性化
- 凝固系亢進
- 交絡因子

表5 因果関係の条件（推薦図書1）

- アウトカムより先にリスクファクターがあるか？（時間的前後関係）
- 同一人物で病因とアウトカムが発生しているか？
- 量-反応関係があるか？
- 再現性はあるか？
- 生物学的に意味を持つか？
- 交絡因子がないか？調整されているか？

【推薦図書】

[1] スッキリわかる！臨床統計はじめの一歩 改訂版、能登洋、羊土社、2018.

【文献】

[1] 日本糖尿病学会、糖尿病診療ガイドライン2016、南江堂、2016.
[2] Ohkubo Y, Kishikawa H, Araki E, et al. Intensive insulin therapy prevents the progression of diabetic microvascular complications in Japanese patients with non-insulin-dependent diabetes mellitus: a randomized prospective 6-year study. Diabetes Res Clin Pract. 1995;28:103-17.
[3] Ray KK, Seshasai SR, Wijesuriya S, et al. Effect of intensive control of glucose on cardiovascular outcomes and death in patients with diabetes mellitus: a meta-analysis of randomised controlled trials. Lancet. 2009;373:1765-72.
[4] Nakagami T. Hyperglycaemia and mortality from all causes and from cardiovascular disease in five populations of Asian origin. Diabetologia. 2004;47:385-94.
[5] Action to Control Cardiovascular Risk in Diabetes Study G, Gerstein HC, Miller ME, et al. Effects of intensive glucose lowering in type 2 diabetes. N Engl J Med. 2008;358:2545-59.
[6] Hemmingsen B, Lund SS, Gluud C, et al. Intensive glycaemic control for patients with type 2 diabetes: systematic review with meta-analysis and trial sequential analysis of randomised clinical trials. BMJ. 2011;343:d6898.
[7] 日本糖尿病・生活習慣病ヒューマンデータ学会、糖尿病標準診療マニュアル（一般診療所・クリニック向け）第15版、http://human-data.or.jp、2019.
[8] Ismail-Beigi F. Clinical practice. Glycemic management of type 2 diabetes mellitus. N Engl J Med. 2012;366:1319-27.
[9] Seaquist ER, Anderson J, Childs B, et al. Hypoglycemia and diabetes: a report of a workgroup of the American Diabetes Association and the Endocrine Society. Diabetes Care. 2013;36:1384-95.
[10] Diabetes Control Complications Trial Research Group. The effect of intensive treatment of diabetes on the development and progression of long-term complications in insulin-dependent diabetes mellitus. N Engl J Med. 1993;329:977-86.
[11] Goto A, Goto M, Terauchi Y, et al. Association Between Severe Hypoglycemia and Cardiovascular Disease Risk in Japanese Patients With Type 2 Diabetes. J Am Heart Assoc. 2016;5:e002875.
[12] Khunti K, Davies M, Majeed A, et al. Hypoglycemia and risk of cardiovascular disease and all-cause mortality in insulin-treated people with type 1 and type 2 diabetes: a cohort study. Diabetes Care. 2015;38:316-22.
[13] Tsujimoto T, Yamamoto-Honda R, Kajio H, et al. Prediction of 90-day mortality in patients without diabetes by severe hypoglycemia: blood glucose level as a novel marker of severity of underlying disease. Acta Diabetol. 2015;52:307-14.
[14] Redberg RF. Hospital admissions for hypoglycemia now exceed those for hyperglycemia in Medicare beneficiaries. JAMA Intern Med. 2014;174:1125.
[15] Yaffe K, Falvey CM, Hamilton N, et al. Association between hypoglycemia and dementia in a biracial cohort of older adults with diabetes mellitus. JAMA Intern Med. 2013;173:1300-6.

3 統合的リスク管理のABC

合併症予防の不可欠要素

　糖尿病合併症を予防するための、高血糖以外のリスク管理をレビューしてみよう。

◘ 合併症予防に必要な管理項目とは

　第2章で、血糖の厳格コントロールだけでは、明らかな大血管合併症予防効果は見込めないことを再確認した。合併症予防には血糖（Hb<u>A</u>1c）だけでなく血圧（<u>B</u>lood pressure）やコレステロール（<u>C</u>holesterol）の管理も重要である（図1、2）。

図1 合併症予防に必要な管理項目「ABCDE」

生活習慣		検査	
Alcohol	【飲酒】	Hb**A**1c	【血糖】
Body weight	【体重】	**B**lood pressure	【血圧】
Cigarette smoking	【喫煙】	**C**holesterol	【脂質】
Diet	【食事】		
Exercise	【運動】		

図2 糖尿病患者における推奨管理目標値（個別化も図る、第2章参照）[1,2]

A 血糖
- HbA1c 7.0％未満
- 空腹時血糖 130mg/dL 未満
- 食後2時間血糖 180mg/dL 未満

B 血圧
- 130/80mmHg 未満
  （75歳以上は140/90mmHg 未満）

C 脂質
- LDL-コレステロール 120mg/dL 未満
  （冠動脈疾患を合併する場合は100mg/dL 未満）
- HDL-コレステロール 40mg/dL 以上
- 早朝空腹時中性脂肪 150mg/dL 未満

🔴 桃（p値）の甘いわなに注意

では、血糖、血圧、脂質は、糖尿病合併症のリスクファクターとしてどの程度のインパクトがあるのだろうか？

糖尿病患者における冠動脈疾患のリスクファクターとしては、血糖よりも脂質や血圧の方が、影響度は大きいことが報告されている（表1）。理論上も、糖尿病で大血管症のリスクを低下させるためには、血糖管理だけでなく脂質や血圧の管理も重要であるといえる。

ただし、ここにも落とし穴があるので気を付けたい。統計学的有意差の指標としてp値が頻用されるが、p値と臨床的インパクトの大きさは無関係である。有意差とは「確実な違い」のことであり、結果の「ぶれ」（誤差）の少なさを示すものである。文字通り臨床的な「意義」があるとは限らない。学会発表などでp値の大小で結果を並べている研究を時々目にするが、それは誤りである。インパクトの大きさは相対リスクやリスク差で評価する（表1）。安易にp値だけに目がいってしまうと、思わぬわなにはまるので要注意だ。

表1　糖尿病での冠動脈疾患リスクファクター（UKPDS）[3]

順位	リスクファクター	相対リスク（$p<0.05$）
1	LDL-コレステロール	2.26
2	低HDL-コレステロール	1.82
3	収縮期血圧	1.82
4	HbA1c	1.52
5	喫煙	1.41

降圧の功罪

　では、ここで問題。高血圧は大血管症や糖尿病腎症のリスクファクターであり、降圧治療によりそのリスクが低下することが実証されている。では、血圧管理により高血圧性眼底変化だけでなく糖尿病網膜症のリスクも低下するだろうか？

　答えは「○」である。理論的には糖尿病網膜症は高血糖による眼底変化だが、実は血圧による影響も小さくなく、降圧薬投与によりそのリスクが低下することが実証されている（図3）[4]。さらに、降圧薬の種類には関係なく、降圧度の方が重要であることも示されている。

　腎保護作用を期待し、降圧薬としては、糖尿病では一般に第一選択薬としてアンジオテンシン変換酵素阻害薬（ACE阻害薬）またはアンジオテンシンⅡ受容体拮抗薬（ARB）が推奨される。しかし、糖尿病腎症を合併していなければ、いずれの降圧薬を使用しても糖尿病腎症のリスクは変わらない。

　また、ACE阻害薬とARB、ないしはACE阻害薬またはARBとアリスキレンの併用効果はなく、高カリウム血症などのリスクが増加する。血圧正常で腎症のない2型糖尿病患者へACE阻害薬やARBを予防投与しても、糖尿病腎症の発症リスクは減少しない。大血管症も血圧管理によりリスクが減少する（図3）。

　非高齢者の高血圧の治療目標値は「130/80mmHg未満」である。この値は疫学研究のデータ[5]に基づいて国際的に推奨されているが、むやみな降圧は避けるべきである。高血圧は管理が必要だが、糖尿病患者では下げ過ぎても付加価値は期待できない。

図3 細小血管症または心筋梗塞の罹患率と収縮期血圧の関係[4]

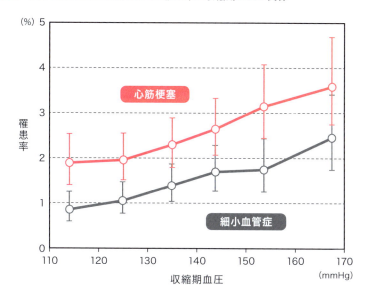

　実際、香港のグループが報告した観察研究（中央値4.8年）では、心血管疾患の既往のない高血圧を合併した2型糖尿病患者において、収縮期血圧120mmHg未満群の方が、同120mmHg以上130mmHg未満群や130mmHg以上140mmHg未満群よりも、心血管イベントの発生リスクは有意に高かった[6]。

　さらに近年の介入研究では、強化療法群（収縮期血圧120mmHg未満）と対照群（収縮期血圧140mmHg未満）では、動脈硬化性疾患や死亡のリスクに有意差を認めなかった[7]。しかも重篤有害事象の発生率、増加度ともに、一次エンドポイントと比較して高値だった。ただし、標準管理とのリスク差はわずかであり、この結果だけを基に「血圧厳格管理は不要」というのではなく、「高血圧は下げるべきだが高リスク患者では厳格に下げても付加価値は期待できない」と解釈すべきであろう。

一方、75歳以上の血圧管理目標値は140/90mmHg未満が推奨されている[2]。

前述のように、降圧薬としては糖尿病腎症予防の点も考慮し、第一選択としてACE阻害薬またはARBが推奨される。冠動脈疾患合併の場合はβ遮断薬が有益である。ADVANCEではACE阻害薬と利尿薬の併用により、一次エンドポイント（細小血管症と大血管症の複合）の有意な低下を認めた[8]。

もっとも、このエンドポイントは両者統合しての結果（複合エンドポイント）であり、<u>各要素は有意差を認めなかった</u>。複合エンドポイントは関連したイベントを複数まとめる点では臨床的に理にかなっているが、わずかなイベント発生率に対して何とか統計学的有意差を出そうとしてひねり出した苦肉の策かもしれないので、そのような<u>「おとり商法」に気を付けたい</u>。日本人糖尿病患者を対象としたエビデンスでは、ARBとカルシウム拮抗薬（Ca拮抗薬）で有意差を認めなかった[9,10]。

🟥 脂質管理：LDL-Cは"the lower, the better"か？

(1) LDL-コレステロール（LDL-C）

LDL-C高値は冠動脈疾患のリスクファクターであると同時に、治療後のリスクマーカーとしても有用である。治療目標値「120mg/dL未満」（動脈硬化性疾患の既往がある場合は100mg/dL未満）は疫学研究のデータに基づいて推奨されており[1]、<u>治療目標値としての妥当性は高くない</u>。

スタチン投与により、LDL-Cが40mg/dL低下するごとに大血管症の相対リスクは21％低下することが、メタアナリシスで示されている（**図4**）[11]。ただし、このメタアナリシスに含まれる研究の多くは大規模研究のサブグ

図4　スタチン投与による大血管症リスク低下のメタアナリシス[11]

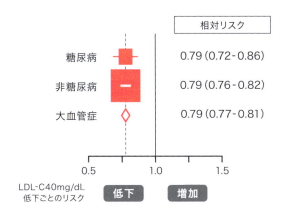

ループ解析である。サブグループ解析ではバイアスが生じやすいため、元の研究より妥当性が低下する分、割り引いて読む必要がある。

　シンバスタチン、プラバスタチン、フルバスタチンが「スタンダードスタチン」、アトルバスタチン、ロスバスタチン、ピタバスタチンが「ストロングスタチン」と呼ばれる。後者の方がLDL-C低下力価が高い。しかし、達成LDL-C値が重要なのであり、スタチン間に特異な差はない。実際には、日本人ではスタンダードスタチンでも増量により十分管理可能であることが多い。

　なお、糖尿病患者での冠動脈疾患予防効果のエビデンスは、シンバスタチンが最も豊富であり（表2）、プラバスタチンとシンバスタチンの安全性と忍容性が最も高い[12]。ただしベースラインのLDL-C値が180mg/dL以上の場合は、ストロングスタチンの方が目標達成効果は大きい。

　一般に相対リスクが評価されがちだが、臨床的インパクトは絶対リスク

表2　糖尿病患者におけるスタチンによる冠動脈疾患予防のエビデンス（推薦図書1）

スタチン	一次予防	二次予防
シンバスタチン	◎	◎
プラバスタチン	×	×
フルバスタチン		○
アトルバスタチン	×〜◎	×〜◎
ロスバスタチン		
ピタバスタチン		

◎：実証されている　　○：示唆されている
×：有意性は実証されていない　　空欄：出版エビデンスなし

図5　LDL-C強化治療と標準治療を比較したEMPATHY試験の結果[13]

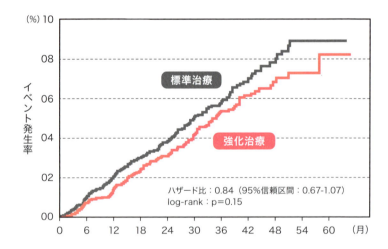

差も勘案する必要がある。日本人糖尿病患者の場合、心血管疾患のハイリスクといえども欧米人よりは絶対リスク差は小さく、LDL-Cを下げ過ぎても付加価値はない。

網膜症を合併した日本人糖尿病患者（心血管疾患ハイリスク）を対象とした一次予防のRCTでは、強化治療群（LDL-C目標値70mg/dL未満、平均到達値76mg/dL）と標準治療群（目標値100～120mg/dL、平均到達値106mg/dL）[1]の間に、平均37カ月の追跡で心血管イベント発生率は有意差を認めなかった（図5）[13]。この研究の対象者は5000人以上だったが、それでも有意差を検出できなかった。「大規模研究≒小規模効果」の公式を思い出そう。網膜症のない患者ならリスクが低いので、効果は一層薄れる。

スタチンにより血糖が上昇することもあるが[14,15]、それによるリスク増加よりもスタチン投与による利益の方が上回ると報告されている[14]。糖尿病発症リスクは、ストロングスタチンの方がスタンダードスタチンよりも高い（ピタバスタチンに関してはエビデンスが希少なので影響は不詳）。

エゼチミブもLDL-Cを低下させるが、LDL-C到達値が重要で、同じ到達値ならスタチンとのアウトカムに差異はない[16]。近年発売されたPCSK9（前駆蛋白質転換酵素サブチリシン/ケキシン9型）阻害薬に関しても、同様であることが報告されている[17]。

後述するJ-DOIT3[18]の同様の結果も加味し、LDL-Cの管理目標値は120mg/dL未満（一次予防）が妥当かつ至適であろう。

なお、超高齢者については一次予防のベネフィットは未確立である[19]。

（2）中性脂肪

　中性脂肪高値は冠動脈疾患の古典的なリスクファクターとされているが、スタチンによるLDL-C厳格管理下での「残余リスク」ファクターとして昨今、着目されている。しかしながら、フィブラート系薬やn-3（オメガ3）系多価不飽和脂肪酸などによる中性脂肪低下介入研究の多くはネガティブスタディーである。

　すなわち、中性脂肪値は心血管疾患リスクを評価する上でのマーカーとしては有用であるものの、治療ターゲット（治療効果の代用エンドポイント）としての臨床的インパクトは微々たるものであり、LDL-C低下の方が優先度は高い。治療目標値「中性脂肪150mg/dL未満」は、疫学研究のデータに基づいて推奨されており[1]、治療目標値としての妥当性は高くない。

　治療薬であるフィブラート系薬は単剤投与、併用投与とも、大血管症予防のエビデンスは乏しい。特にスタチンとフィブラート系薬の併用は横紋筋融解症のリスクを高めるため、安易な併用は避ける。中性脂肪を下げることを目標とするよりは、心血管リスクの評価目的に検査値を利用すべきであろう（急性膵炎予防目的の場合を除く）。

　魚摂取量と心血管イベントリスクには負の関連性があることが、多くの観察研究で示されている。実際、魚油に含まれるエイコサペンタエン酸（EPA）やドコサヘキサエン酸（DHA）などのn-3系多価不飽和脂肪酸には、中性脂肪低下や抗血栓、降圧、抗炎症などの抗動脈硬化作用のあることが基礎研究で判明しているため、EPA/DHA製剤や高純度EPA製剤による心血管イベント抑制効果が期待されている。

　しかし、現実にはほとんどの介入研究の結果はニュートラルである[20-24]。観察研究はバイアスが小さくなく、魚に含まれる他の栄養素の影響もある

かもしれないので、確固たる結論は出せない。関連性があっても、因果関係にあるとは限らない（推薦図書３参照）。理論や観察研究から予測、期待されるアウトカムと実際に介入した効果は、必ずしも一致しないことに気を付けよう。過剰期待は禁物だ。

統計学的に因果関係を立証できるのはRCTだけである。高純度EPA製剤に限定すれば、現時点で２つのRCTが、大量投与による有意なリスク低下を報告している[25,26]。また、現在約１万3000人を対象としたEPA/DHA製剤（4g/日）に関するRCT[27]が進行中だが、これほどのサンプルサイズがないと有意な臨床効果が出ない程度の治療価値なのかもしれない（大規模試験≒小規模効果）。統計学的数値は、臨床的枠組みの中で初めて意味を持つ。

では、EPA/DHA製剤と高純度EPA製剤で、なぜこのようにアウトカムが異なっているのだろうか？　前者はLDL-Cを増加させ、後者は増減させないことがその一機序として想定されている[26]。さらに、到達中性脂肪値とは無関係にアウトカムに有意差を認めた研究結果[26]から、LDL-C低下薬と異なり中性脂肪低下薬については、薬剤ごとにpleiotropic effect（多面的効果）があるのかもしれない。

このように、n-3系多価不飽和脂肪酸の心血管イベント抑制効果については、再現性とエビデンスの質の高さの点で、現時点では確証はない。理論や基礎研究[28]に基づく期待に固執したり、「エビデンス商法」に振り回されたりせず、現実の臨床的介入データも冷静に吟味しよう。

(3) HDL-コレステロール（HDL-C）

HDL-C低値は冠動脈疾患のリスクファクターであるが、HDL-Cを増加させ大血管症を低下させることが実証されている薬剤は、現時点ではな

い。生活習慣改善（運動、減量、禁煙）が有用である。治療目標値「HDL-C 40mg/dL 未満」は、疫学研究のデータに基づいて推奨されている値であり[9]、治療目標値としての妥当性は高くない。コレステロールエステル転送蛋白（CETP）阻害薬やナイアシン（ニコチン酸）による介入効果は、現時点ではいずれも明確にポジティブな報告はない。

統合的強化治療の効果はいかに？

ハイリスクの2型糖尿病患者では、統合的介入により心血管イベントのリスクは長期にわたり有意に低下することが、小規模ではあるがRCTで既に実証されている[29]。しかし、当時の強化治療の目標値は現在よりも緩く、しかも日本人に当てはまるかは未知数だった。その後、より管理を厳格にした同様の介入研究の結果が欧州から発表されたが、こちらでは有意差を認めなかった[30]。

そして2017年に、日本人約2500人を対象に統合的管理の長期的効果を評価したJ-DOIT3の結果が発表された（図6）[18]。この研究は現行の診療ガイドライン（図2）に基づく標準治療群と、一層の強化を図った強化治療群（目標値：HbA1c 6.2％未満、血圧120/75mmHg未満、冠動脈心疾患の既往がない場合のLDL-C 80mg/dL 未満）でアウトカムを比較したRCTである。

誇大解釈・美化されることが少なくないが、この研究は一次エンドポイントに有意差を認めなかったネガティブスタディーである。統計学的に一部のエンドポイントに有意差を認めているが、妥当性および信頼性に関して、以下の点に気を付けて客観的な評価と吟味をしなければならない。

図6　J-DOIT3の結果[18]

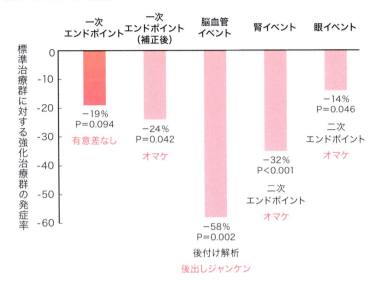

(1) エンドポイントの中途改変

　本来の一次エンドポイントは心筋梗塞、脳卒中、死亡の複合解析だったが、研究開始後に、本来は二次エンドポイントだった冠動脈血行再建術、脳血管血行再建術（頸動脈内膜剥離術、頸動脈ステント留置術、経皮的脳血管形成術）も、一次エンドポイントとして上乗せカウントすることにプロトコールが中途改変された（総イベント数が試験期間内に予想値に達する見込みがないことが判明したため）[18]。

　実際、糖尿病専門施設での国内診療ガイドラインに沿った治療により、心血管リスクは以前よりも大幅に減っていた。すなわち、後出しジャンケン（総論2参照）なので、割り引いて解釈しよう。

（2）一次エンドポイント

　ランダム割り付けではあるが両群間のベースラインの喫煙率が有意に異なっていたため、事前に設定されていたようにその調整解析も行ったところ、有意差が出た。この解析は感度分析なので、やはり割り引いて解釈する。

　複合エンドポイントは、その内訳を解析することも重要である（総論2参照）。本研究では後付け解析（事後解析）で、脳血管イベントのリスクが有意に低下する可能性が示唆された。これも後出しジャンケンである点で、割り引いて解釈する必要がある。後付け解析は仮説の探究に過ぎず、その妥当性はかなり低い[31]。おとり商法には気を付けよう。

（3）二次エンドポイント

　二次エンドポイント（仮説を探求・提唱するオマケ、総論2参照）である腎イベントや眼イベントには有意差を認めたが、血糖や血圧の厳格な管理によって細小血管症が抑制されることは国内外で既に実証されており[32-34]、臨床的影響度も特別大きくはない。

（4）重症低血糖リスク

　先行研究と比較して本研究では、厳格な血糖管理の介入にもかかわらず重症低血糖の頻度が低かった。その理由は、低血糖リスクが低い薬剤を優先するアルゴリズムやそのような新薬の増加、また大病院での糖尿病専門医による介入の効果かもしれない[18]。実臨床での普遍性、安全性は不明である。

　このように、血糖、血圧、脂質は現行の診療ガイドラインの推奨管理目

標値（図2）より一層厳格に管理しても、付加価値があるとはいいがたい。前述のリスクも勘案すると、現行の目標値を強化する必要性はないだろう。合併症予防に必要な管理項目は多岐にわたる（図1）。血糖コントロール目標の個別化を図ることもまた、重要である（第2章参照）。

エビデンスに振り回されずに判断を

　最後に、一言。理論には限界がある。安全性と確実性を追求するためにエビデンスの活用が重要であるが、エビデンスに使われたり振り回されたりすることがないように、統計学的な鑑識眼を身に付けたい（総論1〜2、推薦図書2参照）。また、エビデンスがない場合や理論を優先して判断する場合にも、患者に判断根拠を説明した上で協働して判断する必要性があることを、改めて喚起したい。

【補遺1】
アスピリンによる一次予防効果

　ここで、抗血小板薬についても補足しておこう。アスピリンは、冠動脈疾患や脳梗塞の既往がある患者では二次予防効果を持つ。では、糖尿病における一次予防効果はどうだろうか？

　糖尿病は大血管症のリスクファクターだが、糖尿病患者ではアスピリンによる一次予防および総死亡予防は有効性がないことが、日本のデータ[35,36]を含むメタアナリシスで示されている（図7）[37,38]。出血リスクの有意な増加の方が深刻である[37,38]。その後の日本での延長観察においても、一次予防アウトカムに有意差を認めなかった[39]。

【補遺2】
脂質低下薬による糖尿病網膜症リスクの低下

　血清脂質値と網膜症リスクの関連は明らかではないが、スタチンやフィブラート系薬により網膜症リスクが低下する<u>可能性が示唆</u>されている[40-43]。ただし、いずれも<u>一次エンドポイントではない</u>ことに、注意が必要だ。

　日本[40]や台湾での「リアルワールドデータ」もあるが、傾向スコアマッチングで擬似RCT化されているものの、未知の交絡因子が残存している可能性があること（channelingバイアス、immortal timeバイアスなど）や、検査値が不明であること、作用機序も不明であることなどから、<u>大きく割り引いて解釈</u>しよう。

　本文では、「脂質降下薬は糖尿病網膜症のリスクも低下させた」と、あたかも介入研究の結果であるかのように書かれているが[40]、因果関係や治療効果を実証できるレベルではない（因果関係の立証については推薦図書3参照）。

　現時点では脂質降下薬には糖尿病網膜症予防の保険適用はなく、診療ガイドラインでもその使用法は推奨されていない[1,44]。

図7 アスピリンの功罪（メタアナリシス）[37]

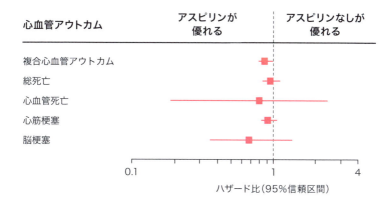

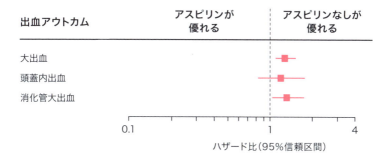

【推薦図書】

[1] 糖尿病診療【秘伝】ポケットガイド 増補版、能登洋、南江堂、2013.
[2] 2週間でマスターするエビデンスの読み方・使い方のキホン、能登洋、南江堂、2013.
[3] スッキリわかる！臨床統計はじめの一歩 改訂版、能登洋、羊土社、2018.

【文献】

[1] 日本糖尿病学会、糖尿病診療ガイドライン2016、南江堂、2016.
[2] 日本高血圧学会、高血圧治療ガイドライン2019、ライフサイエンス出版、2019.
[3] Turner RC, Millns H, Neil HA, et al. Risk factors for coronary artery disease in non-insulin dependent diabetes mellitus: United Kingdom Prospective Diabetes Study (UKPDS: 23). BMJ. 1998;316:823-8.
[4] Adler AI, Stratton IM, Neil HA, et al. Association of systolic blood pressure with macrovascular and microvascular complications of type 2 diabetes (UKPDS 36): prospective observational study. BMJ. 2000;321:412-9.
[5] Hansson L, Zanchetti A, Carruthers SG, et al. Effects of intensive blood-pressure lowering and low-dose aspirin in patients with hypertension: principal results of the Hypertension Optimal Treatment (HOT) randomised trial. HOT Study Group. Lancet. 1998;351:1755-62.
[6] Wan EYF, Yu EYT, Chin WY, et al. Effect of Achieved Systolic Blood Pressure on Cardiovascular Outcomes in Patients With Type 2 Diabetes: A Population-Based Retrospective Cohort Study. Diabetes Care. 2018;41:1134-41.
[7] ACCORD Study Group, Cushman WC, Evans GW, et al. Effects of intensive blood-pressure control in type 2 diabetes mellitus. N Engl J Med. 2010;362:1575-85.
[8] Patel A, MacMahon S, Chalmers J, et al. Effects of a fixed combination of perindopril and indapamide on macrovascular and microvascular outcomes in patients with type 2 diabetes mellitus (the ADVANCE trial): a randomised controlled trial. Lancet. 2007;370:829-40.
[9] Nakao K, Hirata M, Oba K, et al. Role of diabetes and obesity in outcomes of the candesartan antihypertensive survival evaluation in Japan (CASE-J) trial. Hypertens Res. 2010;33:600-6.
[10] Muramatsu T, Matsushita K, Yamashita K, et al. Comparison between valsartan and amlodipine regarding cardiovascular morbidity and mortality in hypertensive patients with glucose intolerance: NAGOYA HEART Study. Hypertension. 2012;59:580-6.
[11] Cholesterol Treatment Trialists C, Kearney PM, Blackwell L, et al. Efficacy of cholesterol-lowering therapy in 18,686 people with diabetes in 14 randomised trials of statins: a meta-analysis. Lancet. 2008;371:117-25.
[12] Naci H, Brugts J, Ades T. Comparative tolerability and harms of individual statins: a study-level network meta-analysis of 246 955 participants from 135 randomized, controlled trials. Circ Cardiovasc Qual Outcomes. 2013;6:390-9.
[13] Itoh H, Komuro I, Takeuchi M, et al. Intensive Treat-to-Target Statin Therapy in High-Risk Japanese Patients With Hypercholesterolemia and Diabetic Retinopathy: Report of a Randomized Study. Diabetes Care. 2018;41:1275-84.
[14] Preiss D, Seshasai SR, Welsh P, et al. Risk of incident diabetes with intensive-dose compared with moderate-dose statin therapy: a meta-analysis. JAMA. 2011;305:2556-64.

[15] Kato S, Miura M. Risk of new-onset diabetes mellitus during treatment with low-dose statins in Japan: A retrospective cohort study. J Clin Pharm Ther. 2018.

[16] Silverman MG, Ference BA, Im K, et al. Association Between Lowering LDL-C and Cardiovascular Risk Reduction Among Different Therapeutic Interventions: A Systematic Review and Meta-analysis. JAMA. 2016;316:1289-97.

[17] Sabatine MS, Leiter LA, Wiviott SD, et al. Cardiovascular safety and efficacy of the PCSK9 inhibitor evolocumab in patients with and without diabetes and the effect of evolocumab on glycaemia and risk of new-onset diabetes: a prespecified analysis of the FOURIER randomised controlled trial. The Lancet Diabetes Endocrinol. 2017;5:941-50.

[18] Ueki K, Sasako T, Okazaki Y, et al. Effect of Intensified Multifactorial Intervention on Cardiovascular Outcomes and Mortality in Patients with Type 2 Diabetes in J-DOIT3, a Multicenter, Randomized, Parallel-Group Trial. Lancet Diabetes Endocrinol. 2017;5:951-64.

[19] Ramos R, Comas-Cufi M, Marti-Lluch R, et al. Statins for primary prevention of cardiovascular events and mortality in old and very old adults with and without type 2 diabetes: retrospective cohort study. BMJ. 2018;362:k3359.

[20] Rizos EC, Ntzani EE, Bika E, et al. Association between omega-3 fatty acid supplementation and risk of major cardiovascular disease events: a systematic review and meta-analysis. JAMA. 2012;308:1024-33.

[21] Abdelhamid AS, Brown TJ, Brainard JS, et al. Omega-3 fatty acids for the primary and secondary prevention of cardiovascular disease. Cochrane Database Syst Rev. 2018;7:CD003177.

[22] Aung T, Halsey J, Kromhout D, et al. Associations of Omega-3 Fatty Acid Supplement Use With Cardiovascular Disease Risks: Meta-analysis of 10 Trials Involving 77917 Individuals. JAMA Cardiol. 2018;3:225-34.

[23] Kwak SM, Myung SK, Lee YJ, et al. Efficacy of omega-3 fatty acid supplements (eicosapentaenoic acid and docosahexaenoic acid) in the secondary prevention of cardiovascular disease: a meta-analysis of randomized, double-blind, placebo-controlled trials. Arch Intern Med. 2012;172:686-94.

[24] Manson JE, Cook NR, Lee IM, et al. Marine n-3 Fatty Acids and Prevention of Cardiovascular Disease and Cancer. N Engl J Med. 2019;380:23-32.

[25] Yokoyama M, Origasa H, Matsuzaki M, et al. Effects of eicosapentaenoic acid on major coronary events in hypercholesterolaemic patients (JELIS): a randomised open-label, blinded endpoint analysis. Lancet. 2007;369:1090-8.

[26] Bhatt DL, Steg PG, Miller M, et al. Cardiovascular Risk Reduction with Icosapent Ethyl for Hypertriglyceridemia. N Engl J Med. 2019;380:11-22.

[27] Nicholls SJ, Lincoff AM, Bash D, et al. Assessment of omega-3 carboxylic acids in statin-treated patients with high levels of triglycerides and low levels of high-density lipoprotein cholesterol: Rationale and design of the STRENGTH trial. Clin Cardiol. 2018;41:1281-8.

[28] Ference BA, Kastelein JJP, Ray KK, et al. Association of Triglyceride-Lowering LPL Variants and LDL-C-Lowering LDLR Variants With Risk of Coronary Heart Disease. JAMA. 2019;321:364-73.

[29] Gaede P, Lund-Andersen H, Parving HH, et al. Effect of a multifactorial intervention on mortality in type 2 diabetes. N Engl J Med. 2008;358:580-91.

[30] Griffin SJ, Borch-Johnsen K, Davies MJ, et al. Effect of early intensive multifactorial therapy on 5-year cardiovascular outcomes in individuals with type 2 diabetes detected by screening (ADDITION-Europe): a cluster-randomised trial. Lancet. 2011;378:156-67.

[31] 山崎力、医学統計ライブスタイル、サイカス、2009.

[32] Ohkubo Y, Kishikawa H, Araki E, et al. Intensive insulin therapy prevents the progression of diabetic microvascular complications in Japanese patients with non-insulin-dependent diabetes mellitus: a randomized prospective 6-year study. Diabetes Res Clin Pract. 1995;28:103-17.

[33] Intensive blood-glucose control with sulphonylureas or insulin compared with conventional treatment and risk of complications in patients with type 2 diabetes (UKPDS 33). UK Prospective Diabetes Study (UKPDS) Group. Lancet. 1998;352:837-53.

[34] Tight blood pressure control and risk of macrovascular and microvascular complications in type 2 diabetes: UKPDS 38. UK Prospective Diabetes Study Group. BMJ. 1998;317:703-13.

[35] Ogawa H, Nakayama M, Morimoto T, et al. Low-dose aspirin for primary prevention of atherosclerotic events in patients with type 2 diabetes: a randomized controlled trial. JAMA. 2008;300:2134-41.

[36] Ikeda Y, Shimada K, Teramoto T, et al. Low-dose aspirin for primary prevention of cardiovascular events in Japanese patients 60 years or older with atherosclerotic risk factors: a randomized clinical trial. JAMA. 2014;312:2510-20.

[37] Zheng SL, Roddick AJ. Association of Aspirin Use for Primary Prevention With Cardiovascular Events and Bleeding Events: A Systematic Review and Meta-analysis. JAMA. 2019;321:277-87.

[38] Mahmoud AN, Gad MM, Elgendy AY, et al. Efficacy and safety of aspirin for primary prevention of cardiovascular events: a meta-analysis and trial sequential analysis of randomized controlled trials. Eur Heart J. 2019;40:607-17.

[39] Saito Y, Okada S, Ogawa H, et al. Low-Dose Aspirin for Primary Prevention of Cardiovascular Events in Patients With Type 2 Diabetes Mellitus: 10-Year Follow-Up of a Randomized Controlled Trial. Circulation. 2017;135:659-70.

[40] Kawasaki R, Konta T, Nishida K. Lipid-lowering medication is associated with decreased risk of diabetic retinopathy and the need for treatment in patients with type 2 diabetes: A real-world observational analysis of a health claims database. Diabetes Obes Metab. 2018;20:2351-60.

[41] Action to Control Cardiovascular Risk in Diabetes Follow-On Eye Study Group, the Action to Control Cardiovascular Risk in Diabetes Follow-On Study Group. Persistent Effects of Intensive Glycemic Control on Retinopathy in Type 2 Diabetes in the Action to Control Cardiovascular Risk in Diabetes (ACCORD) Follow-On Study. Diabetes Care. 2016;39:1089-100.

[42] ACCORD Study Group, ACCORD Eye Study Group, Chew EY, et al. Effects of medical therapies on retinopathy progression in type 2 diabetes. N Engl J Med. 2010;363:233-44.

[43] Keech AC, Mitchell P, Summanen PA, et al. Effect of fenofibrate on the need for laser treatment for diabetic retinopathy (FIELD study): a randomised controlled trial. Lancet. 2007;370:1687-97.

[44] 日本糖尿病・生活習慣病ヒューマンデータ学会、糖尿病標準診療マニュアル（一般診療所・クリニック向け）第15版、http://human-data.or.jp、2019.

4

ライフスタイル"改革"のABCDE

至適化のツボ

　血糖コントロールや合併症予防のために生活習慣の把握や療養指導を行う際は、A（Alcohol；飲酒）、B（Body weight；体重）、C（Cigarette smoking；喫煙）、D（Diet；食事）、E（Exercise；運動）の5つが重要になる（**図1**)[1]。

　肥満2型糖尿病患者を対象としたRCTのLook AHEAD[2]では、生活習慣改善強化（カロリー制限、運動量増加）群と従来療養指導群において、約10年間の追跡でも大血管症リスク（心血管死亡を含む）に有意差を認めず早期終了となった（**表1**）。ただし、比較対照となった「従来の療養指導」の内容や治療薬は、近年では以前よりも強化されているため、両療法の差異がわずかで検出力が予想以上に小さかった可能性がある。

　一方、生活習慣改善強化群では従来療養指導群と比較して、LDL-Cに

図1 生活習慣の「ABCDE」とは [1]

Alcohol	【飲酒】
Body weight	【体重】
Cigarette smoking	【喫煙】
Diet	【食事】
Exercise	【運動】

表1 Look AHEDの結果 [2]

アウトカム	指標	結果
大血管症	ハザード比	0.95（95%信頼区間：0.83〜1.09）、有意差なし
体重 (kg)	平均群間差	−4（−0.8〜−0.3）、$p<0.001$
HbA1c (%)	平均群間差	−0.22（−0.28〜−0.16）、$p<0.001$
収縮期血圧 (mmHg)	平均群間差	−1.9（−2.6〜−1.1）、$p<0.05$

表2 「日本人の糖尿病の食事療法に関する日本糖尿病学会の提言」
（日本糖尿病学会、2013年3月）

- 糖尿病においては総エネルギー摂取量の適正化を最優先とすること。
- 三大栄養素の推奨摂取比率は、炭水化物50〜60％(150g/日以上)、蛋白質20％以下を目安とし、残りを脂質とする。

有意差はなかったものの、体重、HbA1c、血圧の有意な改善を認めた。血糖と血圧はわずかながらも改善したことから細小血管症のリスク低下が期待できるため、生活習慣改善が無意味というわけではない。

実際、大血管症リスクに関しても、生活習慣介入により日本人2型糖尿病の脳卒中発症率は低下するとの報告もある[3]。包括的生活習慣改善による2型糖尿病の大血管症リスク低下は小幅にとどまることが浮き彫りになったが、ここで紹介するエビデンスから、臨床医は細小血管症リスク低減やさまざまなアウトカム改善の点で、包括的な療養指導を行うことが大切といえるだろう。「EBMは患者に始まり患者に帰着する」ため、実際の適応については、目の前の患者と協働で判断することを念頭に置く必要がある。

1 食事療法

◻ 診療ガイドラインのレビュー

まずは食事療法の診療ガイドラインとエビデンスをレビューしよう。近年の日本人の食事の特徴は、総エネルギーは平均1840kcal（減少傾向）、そのうち炭水化物摂取比率は約59％（減少傾向）で、脂質摂取比率は約26％（増加傾向）にある。食事摂取について、日本糖尿病学会のガイドライン[4]では、表2のように推奨している。

その根拠は、炭水化物摂取率については血糖や脂質を評価したRCT主体のメタアナリシス[5]に基づいている。炭水化物のみを極端に制限して減量を図ることは、その本来の効果のみならず、長期的な食事療法の遵守性や安全性などの点においてこれを担保するエビデンスが不足しているとの理由から、「現時点で推奨されない」としている。

図2 総エネルギー摂取量の定め方

目標体重（kg）の目安

総死亡が最も低いBMIは年齢によって異なり、一定の幅があることを考慮し、以下の式から算出する。

- 65歳未満：[身長（m）]^2 × 22
- 前期高齢者（65〜74歳）：[身長（m）]^2 × 22〜25
- 後期高齢者（75歳以上）：[身長（m）]^2 × 25

身体活動レベルと病態によるエネルギー係数（kcal/kg）

① 軽い労作（大部分が座位の静的活動）：25〜30
② 普通の労作（座位中心だが通勤・家事、軽い運動を含む）：30〜35
③ 重い労作（力仕事、活発な運動習慣がある）：35〜

フレイル予防では実際の身体活動レベルにかかわらず、係数ならびに目標体重をより大きく設定できる。また、肥満で減量を図る場合には、身体活動レベルより小さい係数を用いるが、目標体重と現体重に乖離が大きい場合には、実効性、患者のアドヒアランスを考慮して、大きい係数を用いるなど柔軟に対応する。

総エネルギー摂取量の目安

総エネルギー摂取量（kcal/日）
　　　　　＝目標体重（kg）※×エネルギー係数（kcal/kg）

※原則として年齢を考慮に入れた目標体重を用いる。

改定案の主旨

- 従来、標準体重BMI 22kg/m^{2}を基準に、身体活動量を乗じて一律にエネルギー摂取量を設定してきたが、我が国の糖尿病患者の病態の多様化と高齢化に伴って、個別化を目指した柔軟な対応が求められている。
- 高齢者ではフレイル予防の観点から摂取エネルギー目標を上げ、病態や喫食状況を加味した弾力的な対処が必要である。
- BMI 30kg/m^{2}を超える肥満例で目標とする体重と実体重に大きな乖離のある場合は、患者のアドヒアランスに基づき、実効性のある目標を治療初期に設定し、治療状況によって再設定するなどの配慮をしてよい。
- 「標準体重」や「適正体重」の表記は、画一感を想起させる。ここで用いる「目標体重」は、初期設定から条件に応じて段階的に再設定する目安として、柔軟な意味合いを含んでいる。

なお、摂取エネルギー量については日本糖尿病学会の「糖尿病診療ガイドライン2019」で図2のように改訂される予定だが、この目安はコンセンサスであり、妥当性は不明である。

 食事指導のスムーズな開始とその継続には、個々の患者の生活習慣を尊重した個別対応が必要である。まずは日々の食事内容や、食事の嗜好や時間といった食習慣、身体活動量などを十分聴取する。実際の食事指導は管理栄養士が担当することが、血糖コントロールには有用である[6]。

 また、肥満者や高齢者では摂取エネルギー量を個別に調整して設定する（50歳以降は10歳ごとに約100kcal減らす）など、症例ごとの病態にも考慮すべきである。

 なお、EBMについて考える場合、エビデンスの吟味に終始するのではなく、実践を促進する現実策も重要である。例えば、食事指導の際に伝えるべきポイントは、栄養摂取量以外にもいくつかある。まず、3食ゆっくりとよくかんで食べることだ。2つ目は、食後に歯磨きを行う習慣を付けること。それにより、歯周病の予防だけでなく、間食の欲求を抑える効果も期待できる。

 その他、患者の誤解が多いのが、カロリーオフ飲食品だ。スポーツドリンクやカロリーオフ食品のカロリーは、決してゼロではない。例えば、ポカリスエット500mLのカロリーは135kcalで、角砂糖約7個分の糖分が含まれている点に注意が必要である。

 参考までに、2019年の米国糖尿病学会（ADA）の診療ガイドラインでは、表3のように推奨されている[7]。その後、おおむね同じ内容のコンセンサスレポート[8]も発表されたが、学会声明ではなくエキスパートオピニオンとしての位置付けである[9]。

表3 ADA診療ガイドライン2019における食事療法(抜粋)[7]

- 肥満糖尿病患者には、エネルギー摂取制限(体重に合わせて500〜750kcal/日減少)と生活習慣改善による体重減少(>5%)は、血糖、脂質、血圧に対し効果がある。
- 総エネルギーの適正化を念頭に、個別化を図る。総エネルギーが同じなら、栄養素率は異なっていても効果は同じである。誰にでも当てはまるような、三大栄養素の理想的な割合はない。
- 低炭水化物食(糖質制限)は短期的には血糖コントロール改善に役立ち、投薬を減らせる可能性がある。しかし長期継続は困難で、大半の人は元の栄養バランスに戻り効果は持続しないため、この食事療法に興味がある人には定期的な個別化指導が重要である。
- 蛋白質摂取量も個別化する。ただし、糖尿病性腎臓病を合併している場合は0.8g/kg/日が推奨される。脂質は全エネルギーの20〜35%とすることが推奨される。
- 脂質摂取は量より質が重要で、飽和脂肪エネルギー制限が推奨される。n-3系多価不飽和脂肪酸のサプリメントは、血糖コントロール改善や心血管疾患リスク低下につながらない。

表4 日本肥満学会基準による肥満度分類

BMI (kg/m²)	診断
18.5未満	低体重
18.5以上25.0未満	普通体重
25.0以上30.0未満	肥満1度
30.0以上35.0未満	肥満2度
35.0以上40.0未満	肥満3度
40.0以上	肥満4度

🟥 減量による効果

　日本では、BMI（体格指数）25kg/m² 以上を肥満としている（**表4**）。肥満を放置すれば、インスリン抵抗性や2型糖尿病リスクの増大、さらに大血管症の他のリスクファクターや死亡率の増加を伴う。

　減量を持続的に行えば、それに伴って血糖コントロールは改善することが示されている（**図3**）[10]。減量は維持が困難である点がネックだが、持続できれば動きやすさや機動性が向上することも報告されている[11]。

　「日本糖尿病・生活習慣病ヒューマンデータ学会 糖尿病標準診療マニュアル（一般診療所・クリニック向け）」[12]では、現実的な観点から、「BMI 25kg/m² 以上の場合、約5％減量」[13]を目標値として推奨している。減量は、摂取カロリー適正化や栄養指導、運動、行動変容、精神状態の改善などをトータルに行うことが重要である。具体的には、体重やBMIの変化を見て食事摂取状況や運動量が適正かを評価し、その後の食事や運動量の検討につなげるというPDCAの考え方が普及している[7]。

　なお、糖尿病治療薬の中でも、SU薬やグリニド薬、チアゾリジン薬、インスリンは体重増加を来しやすい。一方、SGLT2阻害薬や高用量GLP-1受容体作動薬には、体重減少作用がある（214ページ再掲**図表A**参照）。

🟥 減量に"効く"のはどのような食事か？

（1）交絡因子に注意

　体重管理（「ダイエット」）や血糖コントロールに関して食事療法は基本的なアプローチだが、どのような食事療法が最適かつ安全なのだろうか？

図3 生活習慣改善による減量と血糖コントロール改善効果[10]

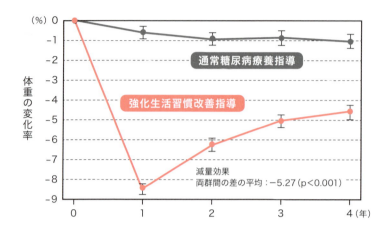

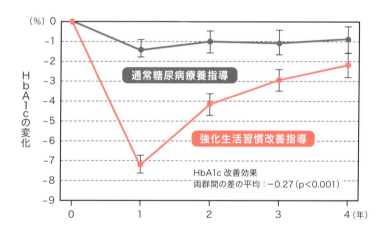

体重の増減はエネルギーの消費量と摂取量のバランスで規定され、総エネルギー消費量は基礎代謝量、運動消費量、食事誘発性熱産生で構成される。総エネルギー制限は減量（1日1000kcal減らすと1週間でほぼ1kg減量する）や糖代謝改善において効果的であり、妥当であることが報告されている。

一方、現実には実行可能性やアドヒアランスなども関与してくるため、炭水化物（糖質）制限食や脂肪制限食などの食事内容によっても、体重は影響される可能性がある。実際、炭水化物制限を行えば、短期間で顕著に減量することを示す報告が多くあり、その機序仮説も提唱されている[14]。

では、現時点でのbest available evidenceについて、中立的な観点で客観的に吟味してみよう。2008年、「炭水化物制限食」「脂質制限食」「地中海式食」の3群による減量効果の比較試験の結果が、イスラエルから発表された。それによれば、2年間の追跡で炭水化物制限食による減量効果が最も大きく、注目を集めた（図4）[15]。

しかし、この研究にはいくつか問題点が存在する。まず、炭水化物制限食を1年以上継続できた人が、約80％しかいなかった点である。また、3群の中で炭水化物制限食群の総カロリーが最も低かったため（論文発表後に指摘されたため別報で開示された[16]）、減量効果が炭水化物制限によるものなのか総カロリー制限によるものなのか結論付けることができない。さらに、その後発表された続報では、6年後には3群ともほぼベースラインの体重に戻っていた（図5）[17]。

一方、総カロリーは同じだが、炭水化物、蛋白質、脂質の構成比率が異なる食事による減量効果の比較試験が、2009年に米国から発表された。その結果は、高炭水化物摂取群と炭水化物制限群で、2年後の減量効果に有意差を認めなかったというものだった（図6）[18]。

図4　各種ダイエットの短期的な減量効果[15]

ベースラインの平均体重は約91kg。「地中海式食」とは、オリーブオイルの積極摂取など地中海地域の食習慣を取り入れた食事療法のこと。

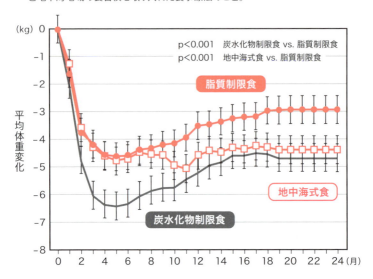

図5　各種ダイエットの長期的な減量効果[17]

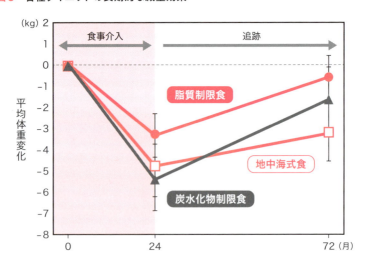

第4章 ライフスタイル"改革"のABCDE 至適化のツボ

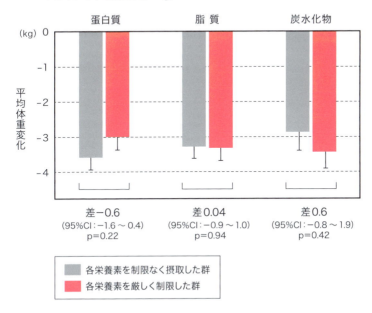

図6 総エネルギー制限食による減量効果[18]
ベースラインの平均体重は約93kg。

（2）炭水化物制限食 vs. 総エネルギー制限食

メタアナリシス[19]によると、非糖尿病肥満者では炭水化物制限食の方が3～6カ月後の減量度は大きい印象だが、<u>1～2年間のスパンでは両食事間に有意差を認めていない</u>。2型糖尿病肥満者では、短期間、長期間とも有意差を認めていない（**表5**）。

（3）炭水化物制限食 vs. 脂肪制限食

炭水化物制限食の方が減量効果に優れることを示す研究[20]や脂肪制限食の方が優れる可能性を示唆する小規模研究報告[21]もあるが、両者間に有意差を認めない研究[22]やメタアナリシス（**表6**）[23]も追従している。

他の研究でも、摂取する<u>総エネルギーカロリー</u>の<u>適正化</u>の方が、炭水化物や脂質を制限するよりも減量においては重要であることが示されている[24]。体重変化は、エネルギー源よりも主に総エネルギーのイン・アウトのバランスに影響されるためと考えられている。また、栄養素バランスの違いによる、2型糖尿病患者の体重管理の有意な差は認められていない[25]。

(4) 薬や手術による減量法もある

では、1日の摂取カロリー数は具体的にどのくらいが妥当だろうか。一般に、肥満女性の摂取カロリーは1000〜1200kcal/日、肥満男性の摂取カロリーは1200〜1600kcal/日程度が望ましい。中でも、肥満度や日常の摂取カロリーが極度に高い人の場合は、まず摂取カロリーを体重1kg当たり5〜10kcal/日減らすのが現実的である。一般に、摂取カロリーを500〜1000kcal/日減らすと、体重が0.5〜1kg/週減少するとされている。

なお、食事療法の効果を上げるには、管理栄養士による介入が重要である。管理栄養士の指導回数に応じて体重減少が大きくなることや[18]、食事内容よりアドヒアランスの方が重要であること[26]も示唆されており、他の介入研究でもカウンセリングや指導の効果が報告されている[27,28]。ただし、いずれも2年以上の効果は不明である。対面指導や頻回受診が何らかの事情で困難な場合には、インターネットや電話などのモバイル技術を利用した療養指導に同等の効果があることも報告されており(表7)[28]、情報化社会に適した指導方法の開発に期待したい。

減量法に関しては、食事療法の他にも薬物療法や手術といった選択肢がある。前者については、日本で肥満治療薬として現在保険適用されているのはマジンドールだけである。ただし、承認されている投与期間は3カ月間のみであり、重篤な副作用を伴うことも多いため、あまり処方されていないのが現状である。

表5 炭水化物制限食と総エネルギー制限食の減量効果を比較したメタアナリシス[19]

非糖尿病者			
3〜6カ月		1〜2年	
論文数	体重差(kg)	論文数	体重差(kg)
14	−0.74 (p=0.05)	7	−0.48 (p=0.29)

2型糖尿病患者			
3〜6カ月		1〜2年	
論文数	体重差(kg)	論文数	体重差(kg)
5	0.82 (p=0.44)	4	0.91 (p=0.55)

表6 炭水化物制限食と脂肪制限食の減量効果を比較したメタアナリシス[23]

	1年後の体重減少(kg)	95％信頼区間
炭水化物制限食	7.25	5.33 - 9.25
脂肪制限食	7.27	5.26 - 9.34

肥満手術には胃緊縛法、胃バイパス術、胃切除などがある。それらによる減量効果は14〜24kgと大きく[29]、糖尿病予防や血糖コントロールの改善（HbA1cで−0.9〜−1.4％）[29,30]や死亡率低下が実証されている。胃容量減量器材も海外では承認されている。

　肥満手術で血糖コントロールが改善する機序として、減量そのもの[16]以外にも、消化管由来のインクレチン物質であるGLP-1やGIP（gastric inhibitory polypeptideまたはglucose-dependent insulinotropic polypeptide）などのホルモンの分泌変化の関与も示唆されている。

　ただし、手術は危険性が高く、長期効果と安全性が不明である。我が国では一部を除き保険適用されておらず、手術費用は全額自己負担の場合約200万円かかる。現時点では、あくまでも最終オプションである。

糖尿病リスク・血糖コントロール

　エネルギー摂取制限により、血糖コントロール状況は改善される（図7）[31]。だが、特定の栄養素と血糖コントロールに関するエビデンスは乏しい[32]。肉の摂取が少なく、野菜、果物、全粒粉など食物繊維が多い食事は、食後高血糖やインスリン抵抗性を改善する作用があることが報告されている。

　そのメカニズムとして、これらのglycemic indexの低い食品は食後の血糖上昇を抑制し、糖毒性に伴うインスリン抵抗性増大を抑えることが提唱されている。さらに、インスリン抵抗性を惹起する蛋白であるTXNIP（thioredoxin-interacting protein）が抑制されてインスリン抵抗性が改善することが基礎実験で裏付けられている[33]。では、長期的な効果はどうなのだろうか？

第4章 ライフスタイル"改革"のABCDE 至適化のツボ

表7 面接やモバイル技術を利用した指導による減量効果[28]

アウトカム	面接群 (p値 vs. 対照群)	モバイル群 (p値 vs. 対照群)	対照群
体重変化（kg）	−5.1 ± 0.8 (p<0.001)	−4.6 ± 0.7 (p<0.001)	−0.8 ± 0.6
5％以上の 減量達成者	41.4％ (p<0.001)	38.2％ (p<0.001)	18.8％

図7 1000kcal食継続群と前半400kcal食群における空腹時血糖の推移[31]

1000kcal食を継続して摂取し11％減量した群と、まず400kcal食を摂取し11％減量した時点で1000kcal食に切り替えた群で、空腹時血糖の変化を比較した。11％減量時では後者の方が、前者より有意な空腹時血糖の低下を認めた。

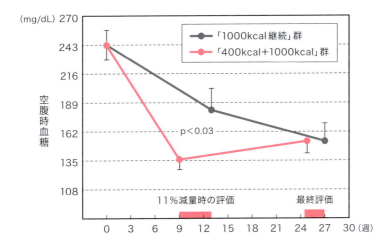

2015年に、低炭水化物食を摂取した女性は2型糖尿病の発症リスクが有意に低い（男性の場合は有意差なし）という、日本の観察研究の結果が発表された[34]。しかし、国内外の観察研究（追跡期間6〜20年間）のメタアナリシス（**図8**）では、低炭水化物食による糖尿病リスクの有意な増減は示されていない[35]。

　次に、2型糖尿病患者の血糖コントロールへの影響を見てみよう。カーボカウント法は摂取炭水化物量に応じて投与インスリン量を算出する手法であるため、炭水化物制限をすれば長期的血糖コントロールも改善することが期待される。果たして現実はどうか？

　確かに、6カ月程度の短期間では、炭水化物制限食は日本人糖尿病患者のHbA1c低下に有効であることがRCTで示されている[36]。しかし、現存するエビデンスのメタアナリシスによると、炭水化物の摂取比率が低いほどHbA1cの低下度も大きいものの、その効果は3〜6カ月程度の短期間しか持続していない（**表8**）[37-39]。

　このような研究を評価する際は、交絡因子の介入、すなわち、血糖コントロールが良好になったために治療が緩和された事例もある可能性を念頭に置く必要がある（confounding by indicationまたはchanneling biasという）。さらに実臨床においては、投与薬剤との兼ね合いも重要となる。

　近年になり、炭水化物制限食と総エネルギー制限食の効果を比較したRCTが日本から報告された[40]。この研究では、最初の6カ月間のRCTで炭水化物制限食（130g/日）指導を行い、その後12カ月間自己管理した群と、最初から総エネルギー制限を継続した群で、計18カ月間で血糖と体重に差があるかが検証された（**表9**）。

図8 低炭水化物食の摂取と糖尿病発症リスクの関連を検討したメタアナリシス[35]

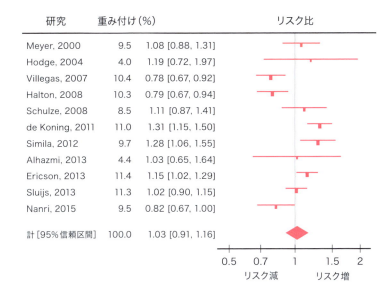

表8 低炭水化物食と高炭水化物食における血糖コントロールの差[37]

3〜6カ月		1年	
論文数	HbA1c差（%）	論文数	HbA1c差（%）
8	−0.34 （−0.63〜−0.06）	7	0.04 （−0.04〜0.13）

表9 炭水化物制限食と総エネルギー制限食の効果を比較した日本のRCTの結果[40]

		6カ月介入後	18カ月後 (6カ月介入後 12カ月観察)
HbA1c変化 (%)	炭水化物制限群	−0.4※	−0.35
	総エネルギー制限群	−0.1	−0.4※
体重変化 (kg)	炭水化物制限群	−1.8※	−2.5※
	総エネルギー制限群	−0.6	−1.6※

※ $p<0.05$、vs. ベースライン。

　その結果、6カ月の短期間では炭水化物制限食の方が総エネルギー制限食よりも体重管理において優位であることが示唆されたが、長期的には食事療法の継続は容易ではなく、両者とも長期的な血糖および体重管理の有効性は同等である可能性が示唆された。炭水化物制限食群で18カ月後の摂取量が、総エネルギー、糖質とも介入前のレベルに戻っていたことが、それを如実に示している。

　ここでまた注意。この研究では、両者比較の全般的・普遍的な答えは出せない。介入（食事指導）時に両群間で総エネルギー摂取量が異なっており、解析時にもそれが調整されていない。そのため、炭水化物制限群の変化が炭水化物摂取量の減少によるものなのか、結果として総エネルギー摂取量が減ったからなのか、交絡バイアスのために区別できないのである。これらの内的・外的妥当性に関する限界点に気を付けよう。

　この研究は、ダイエット遵守継続はやはり容易ではないことを科学的に示した点で、臨床的意義が大きいといえるだろう。

さらに、炭水化物制限食の効果が長期的に持続することを示すかのような国内報告も出たが[41]、炭水化物制限食を継続した人だけを追跡した研究であり、<u>比較対照が設定されていないのでエビデンスレベルは低く</u>、有効性・優越性については何の結論も出せない。<u>関連性と因果関係を混同しないように気を付けよう</u>。

🟥 糖尿病合併症

観察研究なので限界がつきものだが、日本人対象の疫学研究によると、炭水化物摂取率と各合併症には相関がない[42]。

🟥 生命予後

メタアナリシス[43]により、低炭水化物食は死亡率増加と有意に関連している（リスク比：1.31、95％信頼区間：1.07-1.59）ことが示されていた。ただし、<u>その論文にも明記されているように、解析対象はさまざまな理由で炭水化物摂取量が低かった人たちの観察研究の結果であり、管理された炭水化物制限食による介入研究の結果ではない。そのため、因果についての確固たる結論を下すことはできない</u>。<u>代償的に増加した蛋白質源の</u>違いの影響もあるかもしれない。

この論文が発表された後、国内外から追加報告がなされた。NIPPON DATA80では女性において、低炭水化物食群の心血管疾患発症リスク、心血管疾患死亡リスクともに、有意なリスク低下を認めた[44]。

しかし、<u>この研究では総エネルギー摂取量が調整されていないことに注意が必要</u>である。9件の前向きコホート研究のプール解析では、総死亡

リスク増加だけでなく、心血管疾患死亡リスクや癌死亡リスクの有意な増加が示唆されている（**表10**）[45]。

2017年には、炭水化物の高摂取者の方が死亡率は高いという研究（PURE）[46]が発表された（**図9**）。この研究は、18カ国約14万人を7年余り追跡した観察研究で、総死亡のハザード比は1.28（95％信頼区間：1.12-1.46）だった。ここで、対象者の炭水化物摂取割合が全般的に高いこと、各国で食事内容の定義が一律でないこと、低所得者が多く含まれている（低所得は死亡のリスクファクター）ことなどが、残存バイアスとして挙げられることに注意しよう。

さらに同様の研究報告（ARIC）[47]が登場し、PUREの結果の再現性を認めた（**図9**）。PUREの対象者は炭水化物摂取率が40％以上だったが、ARICはもっと幅広いレンジの対象者を解析している。海外のエビデンスは食生活の異なる日本人に直接あてはまらない可能性があるため、慎重に判断することが重要だが、この論文ではさらにメタアナリシス（NIPPON DATA80[44]の日本人データを含む）も行われており、炭水化物摂取率と総死亡リスクのU字型の関連性を頑強に裏付けている（**表11**）。

すなわち、炭水化物摂取量は多過ぎても少な過ぎても、健康上要注意ということだ。図9からは、炭水化物の至適摂取率は50～55％と読み取れる。

現時点でのエビデンスをもって炭水化物制限食の可否について結論を出すことはできないが、薬物治療を行っている糖尿病患者では、極端な炭水化物制限によって低血糖リスクが高まることを鑑み、バランスよく食事を摂取することの大切さを伝える必要があると考えられる。食事指導の際には、炭水化物制限は長期的には悪影響がある可能性があり、食事内容は主治医と十分相談する必要がある旨を伝え、患者と医師が協働で判断することが大切である。

第4章 ライフスタイル"改革"のABCDE 至適化のツボ

表10 Mazidiらによる炭水化物摂取率と総死亡リスクのメタアナリシス[45]

アウトカム	ハザード比	95％信頼区間
総死亡	1.22	1.07 - 1.39
心血管疾患死亡	1.13	1.02 - 1.24
癌死亡	1.08	1.01 - 1.15

図9 PUREとARICによる炭水化物摂取率と総死亡リスクの関連性[47]

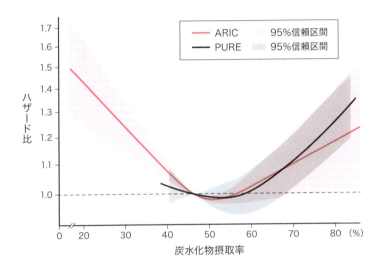

表11 Seidelmannらによる炭水化物摂取率と総死亡リスクのメタアナリシス[47]

摂取率	ハザード比	95％信頼区間
低 vs. 中等度	1.20	1.09 - 1.32
高 vs. 中等度	1.23	1.11 - 1.36

◾ 妊娠糖尿病での検討は

食事療法がさらに確定していない妊娠糖尿病ではどうだろうか。一般に、妊婦を対象とした介入研究は少ない。低 glycemic index 食によるRCT 3件では妊娠アウトカムに有意差を認めていない（1件はインスリン導入率が低かった）。炭水化物制限食に関するRCTは1件しかないが、インスリン導入率や妊娠アウトカムに有意差を認めなかった[48]。ただし、この研究でも介入後の総エネルギー摂取量が不詳であるため、炭水化物制限と総エネルギー制限の関与を区別して論じることは困難である。

◾ 食事療法に関する best available evidence のまとめ

炭水化物制限食は半年程度の短期間であれば、体重管理や血糖コントロールの点で優れることが示されているが、長期的には糖尿病リスクも含めて他法と差がない（ただし、炭水化物摂取率の定義が研究ごとに異なっていることに注意）。一方、長期間の持続は困難なのが問題である[40]。「質より量」というのが、長期的に現実なわけだ[49]。

食事療法においては、まず総エネルギー適正化を図ってから栄養素バランスの個別化を適宜検討するのが妥当だろう[7,8,23,49,50]。その際、長期的リスクも勘案することが重要で、炭水化物摂取量は55％程度が妥当と思われる。低／高炭水化物食では長期的死亡リスクが上昇する可能性が示唆されている。蛋白質や脂質の摂取率、摂取量に関するエビデンスはまだ少ない。

EBMではエビデンスを批判的に吟味するだけでなく、<u>実用性、現実性、</u>

個人の嗜好も勘案する。短期的な炭水化物制限食は有効であり、患者の治療モチベーション向上につながる可能性があるが、長期的な管理の点では各人の必要十分なカロリーにかなった実現性、継続性、安全性を加味した個別化食事療法が最適[43,46,49,51,52]となるだろう。

今後の課題は、食生活スタイル（欠食、間食、夜食、早食い、咀嚼、食べる順など）の影響[53]、glycemic index/glycemic loadに関する推奨、アドヒアランスやモチベーションの向上、日本人対象の研究促進などである。年齢や合併症に応じた具体的な個別化も必要である。

2 運動療法

運動によりインスリン抵抗性が改善し、ひいては血糖コントロール改善やHDL-Cの増加、血圧低下、減量につながる。また、運動により2型糖尿病患者の死亡リスクが低下する可能性も、日本（ハザード比：0.47、95％信頼区間：0.22-0.99、図10）[54]および海外（同：0.62、0.49-0.78）[55]の観察研究で示唆されている。

◘ 運動の仕方

では、どのような運動療法が血糖コントロールに効果的なのだろうか。結論から述べると、運動療法に関して妥当性の高いエビデンスは、まだ少ない。例えば、運動は食前に行うのがいいのか、食後がいいのかという点について考えてみよう。

境界型の高齢者を対象とした最新のパイロットスタディーによると、45

図10　日本人2型糖尿病患者の運動量ごとの死亡リスク[54]

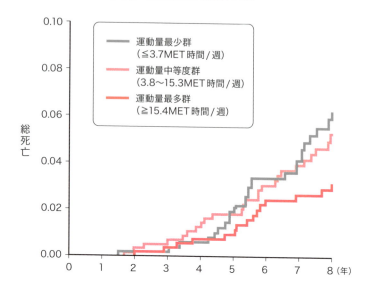

分のウォーキングと毎食後15分ずつのウォーキングでは、両者とも同等の血糖コントロール改善を認めたが、毎食後15分ずつウォーキングを行った方が、就寝前の血糖値の低下度が大きかった[56]。低血糖予防という観点からも、運動は食後に行った方がよさそうではあるが、この研究結果に関していうと非常に規模が小さく、非高齢の糖尿病患者に敷衍できるかも不明である。

　運動の種類については、有酸素運動と筋力トレーニングではどちらの方が、血糖改善効果が高いのだろうか。**表12**は、どちらか一方、または両者を行った場合のHbA1cの変化について検討したメタアナリシスである。有酸素運動、筋力トレーニングともに、単独または併用により血糖コントロールが有意に改善することが報告されているが、相乗効果は示されていない[57]。この結果より、運動メニューについて患者から聞かれたら、実行

表12 **有酸素運動、筋力トレーニングおよび両者による血糖コントロールのメタアナリシス**[57]

運動法（論文数）	HbA1c低下（%）	95％信頼区間
有酸素運動 (n=20)	−0.73	−1.06〜−0.40
筋力トレーニング (n=4)	−0.57	−1.14〜−0.01
両者 (n=7)	−0.51	−0.79〜−0.23

しやすい運動から始め、余裕があれば別の運動を追加するという案を勧めるのがいいだろう。

食事療法との併用効果

なお、患者指導を行う際には**表13**に示す通り、運動療法だけをアドバイスしても有意な血糖コントロール改善を認めず、食事療法と運動療法を併用した方が有意な効果があると報告されている点にも留意したい。

食事療法単独と、食事療法と運動療法を併用した場合の血糖改善効果については、次のような報告もある。**表14**は、約600人の2型糖尿病患者を対象とした介入研究[58]の結果である。通常の療養指導に食事療法を加えると、血圧の改善は認めないものの血糖コントロールは有意に低下したが、食事療法に運動療法を併用しても追加効果は認めなかった。

もっとも、運動療法には運動機能やQOLの向上といった血糖コントロール以外のメリットがある。そのため、運動療法の追加は無意味というわけではない。

表13 運動アドバイス単独および食事療法併用による血糖コントロールのメタアナリシス[57]

運動法（論文数）	HbA1c低下（%）	95％信頼区間
運動アドバイスのみ (n=14)	−0.16	−0.50〜0.18
運動アドバイス+食事療法 (n=12)	−0.58	−0.74〜−0.43

表14 食事療法単独および運動療法併用による血糖コントロール改善効果（6カ月後の変化 vs. 通常療法）[58]

HbA1c（%）	食事療法（95％信頼区間）	食事療法＋運動療法（95％信頼区間）
	−0.28（−0.46〜−0.10）	−0.33（−0.51〜−0.14）

有意差なし

　このように、運動療法に関しては小規模かつ短期間の研究が多く、しかも定量的評価が困難であるためエビデンスの妥当性は限定的である。運動量や内容によって結果が変わってくる可能性も少なくないであろう。さらに、血糖コントロール状態や種々の併発疾患、合併症のために、運動が制限されることも少なくない。

　現時点での限られたエビデンスと現実性を考慮すると、運動の励行は重要だが、食事療法の方が優先度および重要度が大きい印象である。運動療法を指導する際には、食事療法の重要性も教育したり、歩行運動など実践かつ継続可能性の高い運動法を勧めたりするといった点に留意して行うことが、ポイントであろう。国立健康・栄養研究所のウェブサイト

（http://www.nibiohn.go.jp/eiken/info/undo.html）に各種運動の消費エネルギーが詳細に掲載されているので、参考にしてほしい。

3　節酒

　次に、「節酒」の意義について見てみよう。大量のアルコール摂取は2型糖尿病リスクを上昇させ、中等度（22g/日程度、ビール約500mL）のアルコール摂取は2型糖尿病リスクを低下させる可能性を示唆する疫学研究結果が報告されている[59]。また、心疾患リスクや心疾患死亡リスクの低下も示されている[60]。ただし、節酒介入による直接の血糖コントロールや予後の改善については不明である。

　アルコールは末梢神経障害、低血糖、高中性脂肪血症、急性膵炎、体重増加などのリスクを高める。また、アルコール性肝障害に罹患すれば、使用可能な薬剤も限定される。さらに、糖尿病によってリスクが増加することが示されている種々の癌の罹患リスク[61]が、一層増加する危険性もある（表15）。

　以上を勘案すると、糖尿病患者では節酒が望ましい。具体的には、最大25g/日程度（ビール約600mL、ワイン約170mL）にとどめる。中毒、依存のリスクがある点からも、多飲を容認することは妥当ではないだろう。

4　禁煙

　最後に「禁煙」について。喫煙はインスリン抵抗性を増大させ[62]、2型

表15 糖尿病と有意な関連が認められている癌[61]

癌 種	相対リスク(有意)
肝臓癌※	2.5
子宮内膜癌	2.1
膵臓癌	1.8
腎臓癌	1.4
大腸癌※	1.3
膀胱癌	1.2
乳癌※	1.2
胃癌	1.2
前立腺癌	0.84

※ アルコール多飲でリスクが有意に増加する癌。

糖尿病リスクの増加[63,64]や、血糖コントロールの悪化および死亡リスクの増加[65]につながる。また、大血管症のリスク(糖尿病では、喫煙による冠動脈疾患のリスクは約1.4倍[66])や種々の癌のリスクも増加する。

糖尿病によって癌リスクが増加することが報告されているが、喫煙によって喫煙関連癌(膀胱、食道、喉頭、肺、口腔、膵臓)の死亡リスクが4倍、中でも肺癌は約12倍に増加するため、糖尿病患者による喫煙では癌リスクが一層高まる。また、糖尿病合併症である歯周病、骨折についても喫煙と関連が示されている。受動喫煙でも同様の影響がある[67]。

喫煙による糖尿病発症機序としては、コルチゾールなどのインスリン抵抗性を増やすホルモンの増加や、不健康な生活習慣(過食や運動不足)で内臓脂肪の蓄積を引き起こし、インスリン抵抗性が惹起されることが想定されている。さらに、喫煙者は飲酒する傾向があるため、それも発症に関わると考えられる。

図11 禁煙の効果[68]

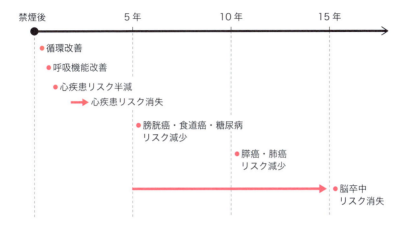

また喫煙は、脂肪組織から分泌されるサイトカインやリポ蛋白リパーゼに影響を与え、糖代謝や脂質代謝にも直接悪影響を与える。さらに、ニコチンそのものがインスリン抵抗性を惹起することが想定されている。

幸いこれらのリスクの多くは可逆的であり、禁煙後半年以降からリスクが漸減する報告がある（**図11**）[68]。しかし、難点は禁煙後の体重増加である。禁煙後半年から数年は、ニコチンによる食欲抑制効果の解除、味覚・嗅覚の改善、胃粘膜微小循環系血行障害の改善により体重が増加することが多く、一般に、禁煙後1年で約5kgの体重増加が報告されている（ただし変化率は個人差が大きく、禁煙後に体重減少する人も16％いる）[69]。

そのため、禁煙後の体重増加に伴う大血管症や糖尿病のリスク増加により禁煙による効果が割り引かれ、効果より害が上回る可能性もある。実際、禁煙後の糖尿病発症リスクを検討した国内外の疫学研究では、禁煙

表16 禁煙による大血管症リスク[71]

アウトカム	喫煙継続	禁煙期間≦4年	禁煙期間＞4年	非喫煙者
体重変化（kg）/4年 （非糖尿病/糖尿病）	1.2[※]/0.0	3.0[※]/3.8[※]	0.9[※]/0.1	1.2[※]/0.5
体重変化も加味した 大血管症調整ハザード比 （非糖尿病/糖尿病）	1/1（基準）	0.49[※]/0.49	0.46[※]/0.57	0.31[※]/0.49

※ 有意差あり。

後5年間は糖尿病発症リスクが1.5倍程度まで上昇するが、10年以上経過するとほぼ同レベルまで戻ることが報告されている[64]。

さらに、禁煙後の体重変動と糖尿病発症リスクを検討した研究では、禁煙後に体重が増加しなかった人は糖尿病発症リスクが減少し続け、体重が10kg以上増えた人は5年後に1.8倍となるが、その後リスクが減少して15～30年で非喫煙者と同レベルにまで下がること、また禁煙後の体重増加にかかわらず死亡率が大幅に減少することが示されている[70]。

近年発表されたエビデンスによると、非糖尿病患者では禁煙により結果的に大血管症リスクが有意に低下し、糖尿病患者でも同等の低下傾向を認めた（表16）[71]。同様の結果は女性を対象とした別の研究でも報告されており、糖尿病患者でも冠動脈疾患リスクに有意な低下を認めた[72]。禁煙直後は、食事療法や運動療法で体重が増えないように療養指導を強化するべきであろう。

禁煙法としては、漸減法と中断法の間に成功率で有意差はない[73]。短期間（6カ月）に限れば断煙法の禁煙継続率が高いという報告があるものの[74]、個人差があるため、まず患者の希望に合わせた方法を勧め、うまく

いかなければ別法を勧めるというのがよい。代替法としてはニコチンガムやパッチなどがあるが、禁煙支援で電子たばこ※を使用した場合、ニコチン代替法より禁煙成功率が1.8倍高かったという研究報告もある[75]。

なお、健康への害の警告をたばこの箱に画像で印刷することを法定化する国が近年増えている[76]。さらに、ブランドのロゴ表示を禁止する国もある。

※「電子たばこ」は「加熱式たばこ」(iQOS®、glo®、Ploom TECH®など)とは異なる。また、国内外でニコチン含有量が異なる。

【文献】

[1] 能登洋、糖尿病診療【秘伝】ポケットガイド 増補版、南江堂、2013.

[2] Look Ahead Research Group, Wing RR, Bolin P, et al. Cardiovascular effects of intensive lifestyle intervention in type 2 diabetes. N Engl J Med. 2013;369:145-54.

[3] Sone H, Tanaka S, Iimuro S, et al. Long-term lifestyle intervention lowers the incidence of stroke in Japanese patients with type 2 diabetes: a nationwide multicentre randomised controlled trial (the Japan Diabetes Complications Study). Diabetologia. 2010;53:419-28.

[4] 日本糖尿病学会、糖尿病診療ガイドライン2016、南江堂、2016.

[5] Li D, Yeung SC, Hassan MM, et al. Antidiabetic therapies affect risk of pancreatic cancer. Gastroenterology. 2009;137:482-8.

[6] Moller G, Andersen HK, Snorgaard O. A systematic review and meta-analysis of nutrition therapy compared with dietary advice in patients with type 2 diabetes. Am J Clin Nutr. 2017;106:1394-400.

[7] American Diabetes Association. Standards of Medical Care in Diabetes-2019. Diabetes Care. 2019;42:S1-S193.

[8] Evert AB, Dennison M, Gardner CD, et al. Nutrition Therapy for Adults With Diabetes or Prediabetes: A Consensus Report. Diabetes Care. 2019;42:731-54.

[9] Wylie-Rosett J, Hu FB. Nutritional Strategies for Prevention and Management of Diabetes: Consensus and Uncertainties. Diabetes Care. 2019;42:727-30.

[10] Look Ahead Research Group, Wing RR. Long-term effects of a lifestyle intervention on weight and cardiovascular risk factors in individuals with type 2 diabetes mellitus: four-year results of the Look AHEAD trial. Arch Intern Med. 2010;170:1566-75.

[11] Rejeski WJ, Ip EH, Bertoni AG, et al. Lifestyle change and mobility in obese adults with type 2 diabetes. N Engl J Med. 2012;366:1209-17.

[12] 日本糖尿病・生活習慣病ヒューマンデータ学会、糖尿病標準診療マニュアル（一般診療所・クリニック向け）第15版、http://human-data.or.jp、2019.

[13] Franz MJ, Boucher JL, Rutten-Ramos S, et al. Lifestyle weight-loss intervention outcomes in overweight and obese adults with type 2 diabetes: a systematic review and meta-analysis of randomized clinical trials. J Acad Nutr Diet. 2015;115:1447-63.

[14] Ebbeling CB, Feldman HA, Klein GL, et al. Effects of a low carbohydrate diet on energy expenditure during weight loss maintenance: randomized trial. BMJ. 2018;363:k4583.

[15] Shai I, Schwarzfuchs D, Henkin Y, et al. Weight loss with a low-carbohydrate, Mediterranean, or low-fat diet. N Engl J Med. 2008;359:229-41.

[16] Moller K, Krogh-Madsen R. Weight loss with a low-carbohydrate, Mediterranean, or low-fat diet. N Engl J Med. 2008;359:2170; author reply 2171-2.

[17] Schwarzfuchs D, Golan R, Shai I. Four-year follow-up after two-year dietary interventions. N Engl J Med. 2012;367:1373-4.

[18] Sacks FM, Bray GA, Carey VJ, et al. Comparison of weight-loss diets with different compositions of fat, protein, and carbohydrates. N Engl J Med. 2009;360:859-73.

[19] Naude CE, Schoonees A, Senekal M, et al. Low carbohydrate versus isoenergetic balanced diets for reducing weight and cardiovascular risk: a systematic review and meta-analysis. PLoS One. 2014;9:e100652.

[20] Bazzano LA, Hu T, Reynolds K, et al. Effects of low-carbohydrate and low-fat diets: a randomized trial. Ann Intern Med. 2014;161:309-18.

[21] Hall KD, Bemis T, Brychta R, et al. Calorie for Calorie, Dietary Fat Restriction Results in More Body Fat Loss than Carbohydrate Restriction in People with Obesity. Cell Metab. 2015;22:427-36.

[22] Gardner CD, Trepanowski JF, Del Gobbo LC, et al. Effect of Low-Fat vs Low-Carbohydrate Diet on 12-Month Weight Loss in Overweight Adults and the Association With Genotype Pattern or Insulin Secretion: The DIETFITS Randomized Clinical Trial. JAMA. 2018;319:667-79.

[23] Johnston BC, Kanters S, Bandayrel K, et al. Comparison of weight loss among named diet programs in overweight and obese adults: a meta-analysis. JAMA. 2014;312:923-33.

[24] Foster GD, Wyatt HR, Hill JO, et al. Weight and metabolic outcomes after 2 years on a low-carbohydrate versus low-fat diet: a randomized trial. Ann Intern Med. 2010;153:147-57.

[25] Nield L, Moore H, Hooper L, et al. Dietary advice for treatment of type 2 diabetes mellitus in adults. Cochrane Database of Systematic Reviews. 2007:CD004097.

[26] Dansinger ML, Gleason JA, Griffith JL, et al. Comparison of the Atkins, Ornish, Weight Watchers, and Zone diets for weight loss and heart disease risk reduction: a randomized trial. JAMA. 2005;293:43-53.

[27] Wadden TA, Volger S, Sarwer DB, et al. A two-year randomized trial of obesity treatment in primary care practice. N Engl J Med. 2011;365:1969-79.

[28] Appel LJ, Clark JM, Yeh HC, et al. Comparative effectiveness of weight-loss interventions in clinical practice. N Engl J Med. 2011;365:1959-68.

[29] Maggard-Gibbons M, Maglione M, Livhits M, et al. Bariatric surgery for weight loss and glycemic control in nonmorbidly obese adults with diabetes: a systematic review. JAMA. 2013;309:2250-61.

[30] Schauer PR, Kashyap SR, Wolski K, et al. Bariatric surgery versus intensive medical therapy in obese patients with diabetes. N Engl J Med. 2012;366:1567-76.

[31] Wing RR, Blair EH, Bononi P, et al. Caloric restriction per se is a significant factor in improvements in glycemic control and insulin sensitivity during weight loss in obese NIDDM patients. Diabetes Care. 1994;17:30-6.

[32] Emadian A, Andrews RC, England CY, et al. The effect of macronutrients on glycaemic control: a systematic review of dietary randomised controlled trials in overweight and obese adults with type 2 diabetes in which there was no difference in weight loss between treatment groups. Br J Nutr. 2015;114:1656-66.

[33] Johnson ML, Distelmaier K, Lanza IR, et al. Mechanism by Which Caloric Restriction Improves Insulin Sensitivity in Sedentary Obese Adults. Diabetes. 2016;65:74-84.

[34] Nanri A, Mizoue T, Kurotani K, et al. Low-carbohydrate diet and type 2 diabetes risk in Japanese men and women: the Japan Public Health Center-Based Prospective Study. PLoS One. 2015;10:e0118377.

[35] Noto H, Goto A, Tsujimoto T, et al. Long-term Low-carbohydrate Diets and Type 2 Diabetes Risk: A Systematic Review and Meta-analysis of Observational Studies. J Gen Fam Med. 2016;17:60-70.

[36] Yamada Y, Uchida J, Izumi H, et al. A non-calorie-restricted low-carbohydrate diet is effective as an alternative therapy for patients with type 2 diabetes. Intern Med. 2014;53:13-9.

[37] Snorgaard O, Poulsen GM, Andersen HK, et al. Systematic review and meta-analysis of dietary carbohydrate restriction in patients with type 2 diabetes. BMJ Open Diabetes Res Care. 2017;5:e000354.

[38] Sainsbury E, Kizirian NV, Partridge SR, et al. Effect of dietary carbohydrate restriction on glycemic control in adults with diabetes: A systematic review and meta-analysis. Diabetes Res Clin Pract. 2018;139:239-52.

[39] McArdle PD, Greenfield SM, Rilstone SK, et al. Carbohydrate restriction for glycaemic control in Type 2 diabetes: a systematic review and meta-analysis. Diabet Med. 2019;36:335-48.

[40] Sato J, Kanazawa A, Hatae C, et al. One year follow-up after a randomized controlled trial of a 130 g/day low-carbohydrate diet in patients with type 2 diabetes mellitus and poor glycemic control. PLoS One. 2017;12:e0188892.

[41] Sanada M, Kabe C, Hata H, et al. Efficacy of a Moderately Low Carbohydrate Diet in a 36-Month Observational Study of Japanese Patients with Type 2 Diabetes. Nutrients. 2018;10.

[42] Horikawa C, Yoshimura Y, Kamada C, et al. Is the Proportion of Carbohydrate Intake Associated with the Incidence of Diabetes Complications?-An Analysis of the Japan Diabetes Complications Study. Nutrients. 2017;9:113.

[43] Noto H, Goto A, Tsujimoto T, et al. Low-carbohydrate diets and all-cause mortality: a systematic review and meta-analysis of observational studies. PLoS One. 2013;8:e55030.

[44] Nakamura Y, Okuda N, Okamura T, et al. Low-carbohydrate diets and cardiovascular and total mortality in Japanese: a 29-year follow-up of NIPPON DATA80. Br J Nutr. 2014;112:916-24.

[45] Mazidi M, Katsiki N, Mikhailidis DP, et al. Lower carbohydrate diets and all-cause and cause-specific mortality: a population-based cohort study and pooling of prospective studies. Eur Heart J. 2019. doi:10.1093/eurheartj/ehz174.

[46] Dehghan M, Mente A, Zhang X, et al. Associations of fats and carbohydrate intake with cardiovascular disease and mortality in 18 countries from five continents (PURE): a prospective cohort study. Lancet. 2017;390:2050-62.

[47] Seidelmann SB, Claggett B, Cheng S, et al. Dietary carbohydrate intake and mortality: a prospective cohort study and meta-analysis. Lancet Public Health. 2018;3:e419-e28.

[48] Moreno-Castilla C, Hernandez M, Bergua M, et al. Low-carbohydrate diet for the treatment of gestational diabetes mellitus: a randomized controlled trial. Diabetes Care. 2013;36:2233-8.

[49] Van Horn L. A diet by any other name is still about energy. JAMA. 2014;312:900-1.

[50] Bray GA, Fruhbeck G, Ryan DH, et al. Management of obesity. Lancet. 2016;387:1947-56.

[51] American Diabetes Association. 7. Obesity Management for the Treatment of Type 2 Diabetes: Standards of Medical Care in Diabetes-2018. Diabetes Care. 2018;41:S65-S72.

[52] American Diabetes Association. 4. Lifestyle Management: Standards of Medical Care in Diabetes-2018. Diabetes Care. 2018;41:S38-S50.

[53] Kurotani K, Akter S, Kashino I, et al. Quality of diet and mortality among Japanese men and women: Japan Public Health Center based prospective study. BMJ. 2016;352:i1209.

[54] Sone H, Tanaka S, Suzuki S, et al. Leisure-time physical activity is a significant predictor of stroke and total mortality in Japanese patients with type 2 diabetes: analysis from the Japan Diabetes Complications Study (JDCS). Diabetologia. 2013;56:1021-30.

[55] Sluik D, Buijsse B, Muckelbauer R, et al. Physical Activity and Mortality in Individuals With Diabetes Mellitus: A Prospective Study and Meta-analysis. Arch Intern Med. 2012;172:1285-95.

[56] DiPietro L, Gribok A, Stevens MS, et al. Three 15-min bouts of moderate postmeal walking significantly improves 24-h glycemic control in older people at risk for impaired glucose tolerance. Diabetes Care. 2013;36:3262-8.

[57] Umpierre D, Ribeiro PA, Kramer CK, et al. Physical activity advice only or structured exercise training and association with HbA1c levels in type 2 diabetes: a systematic review and meta-analysis. JAMA. 2011;305:1790-9.

[58] Andrews RC, Cooper AR, Montgomery AA, et al. Diet or diet plus physical activity versus usual care in patients with newly diagnosed type 2 diabetes: the Early ACTID randomised controlled trial. Lancet. 2011;378:129-39.

[59] Erber E, Hopping BN, Grandinetti A, et al. Dietary patterns and risk for diabetes: the multiethnic cohort. Diabetes Care. 2010;33:532-8.

[60] Koppes LL, Dekker JM, Hendriks HF, et al. Meta-analysis of the relationship between alcohol consumption and coronary heart disease and mortality in type 2 diabetic patients. Diabetologia. 2006;49:648-52.

[61] 糖尿病と癌に関する委員会、糖尿病と癌に関する委員会報告、糖尿病、2013;56:374-90.

[62] Bergman BC, Perreault L, Hunerdosse D, et al. Novel and reversible mechanisms of smoking-induced insulin resistance in humans. Diabetes. 2012;61:3156-66.

[63] Pan A, Wang Y, Talaei M, et al. Relation of active, passive, and quitting smoking with incident type 2 diabetes: a systematic review and meta-analysis. Lancet Diabetes Endocrinol. 2015;3:958-67.

[64] Akter S, Goto A, Mizoue T. Smoking and the risk of type 2 diabetes in Japan: A systematic review and meta-analysis. J Epidemiol. 2017;27:553-61.

[65] Christensen CH, Rostron B, Cosgrove C, et al. Association of Cigarette, Cigar, and Pipe Use With Mortality Risk in the US Population. JAMA Intern Med. 2018;178:469-76.

[66] Turner RC, Millns H, Neil HA, et al. Risk factors for coronary artery disease in non-insulin dependent diabetes mellitus: United Kingdom Prospective Diabetes Study (UKPDS: 23). BMJ. 1998;316:823-8.

[67] Wei X, E M, Yu S. A meta-analysis of passive smoking and risk of developing Type 2 Diabetes Mellitus. Diabetes Res Clin Pract. 2015;107:9-14.

[68] Wilson JF. In the clinic. Smoking cessation. Ann Intern Med. 2007;146:ITC2-1-ICT2-16.

[69] Aubin HJ, Farley A, Lycett D, et al. Weight gain in smokers after quitting cigarettes: meta-analysis. BMJ. 2012;345:e4439.

[70] Hu Y, Zong G, Liu G, et al. Smoking Cessation, Weight Change, Type 2 Diabetes, and Mortality. N Engl J Med. 2018;379:623-32.

[71] Clair C, Rigotti NA, Porneala B, et al. Association of smoking cessation and weight change with cardiovascular disease among adults with and without diabetes. JAMA. 2013;309:1014-21.

[72] Luo J, Rossouw J, Margolis KL. Smoking cessation, weight change, and coronary heart disease among postmenopausal women with and without diabetes. JAMA. 2013;310:94-6.

[73] Lindson-Hawley N, Aveyard P, Hughes JR. Reduction versus abrupt cessation in smokers who want to quit. Cochrane Database Syst Rev. 2012;11:CD008033.

[74] Lindson-Hawley N, Banting M, West R, et al. Gradual Versus Abrupt Smoking Cessation: A Randomized, Controlled Noninferiority Trial. Ann Intern Med. 2016;164:585-92.

[75] Borrelli B, O'Connor GT. E-Cigarettes to Assist with Smoking Cessation. N Engl J Med. 2019;380:678-9.

[76] Orentlicher D. The FDA's graphic tobacco warnings and the first amendment. N Engl J Med. 2013;369:204-6.

5

ビグアナイド薬

論よりエビデンス

　合併症や死亡などの臨床的アウトカムを「真のエンドポイント」と呼び、血糖などの検査所見を「代用エンドポイント」と呼ぶ。血糖やHbA1cは、細小血管症や大血管症、死亡のリスク予測の代用エンドポイントとしては優れている。また、細小血管症リスクの予防効果の指標としても有用である。だが、血糖は大血管症や死亡の予防効果指標としては有用性が低いことも分かっており、治療薬によってもその効果は異なる。

　2型糖尿病の病態はインスリン抵抗性とインスリン分泌能低下であり、日本人ではインスリン分泌能低下が主体であるとされている。日本糖尿病学会の診療ガイドラインでは、病態に応じた治療薬を選択することを推奨している[1]。しかし、どのように病態を検査・評価したらいいのか一般には理解は容易でなく、この推奨は実用性に乏しい。そこで日本糖尿病・生活習慣病ヒューマンデータ学会による糖尿病標準診療マニュアルでは、糖尿

病治療薬に関し、血管合併症予防や低血糖に関するエビデンスの有無などに基づいた選択を推奨している（215ページ再掲**図表B参照**）[2]。

🔲 かつては処方禁忌だったメトホルミン

　1950年代にビグアナイド薬としてメトホルミン、フェンホルミン、ブホルミンが登場し、2型糖尿病に対して使用され始めた。ところが1970年代に主としてフェンホルミンによる乳酸アシドーシスを原因とする死亡が多数報告されたため、米国では1976年に全てのビグアナイド薬が販売中止となり、他の多くの国でも販売中止に至った。日本では販売中止にはならなかったが、乳酸アシドーシスのリスクに対する懸念などから、ビグアナイド薬はあまり用いられなくなった。

　その後ビグアナイド薬の作用機序の研究が進み、糖尿病の根底にあるインスリン抵抗性の改善作用を持つことに加え、体重増加や低血糖の副作用も少ないことから再評価され[3]、1995年に米国でメトホルミンが再び承認された。さらに英国で行われたUKPDS[4]でメトホルミンの臨床的効果が実証されて以来、2型糖尿病の標準治療薬として国際的に認識されてきている。日本でも2010年に、メトホルミンの最大用量が海外と同程度の2250mg/日に増量された。

🔲 大血管症発症・死亡の抑制に効果

　メトホルミンは主に肝臓に作用し、肝臓でのインスリン抵抗性を改善することで、肝臓からの糖産生を抑える。末梢組織（主に筋肉）にグルコースを取り込ませる作用はほとんどないため、単剤では低血糖を起こしにくいなど、メトホルミンには血糖降下作用の他にもさまざまな臨床的特長があ

表1　メトホルミンの臨床的特徴

- 大血管症の1次・2次予防効果が実証されている。
- 体重増加を来さない。
- LDL-Cを低下させる[7]。
- 低血糖を来しにくい。
- 安価である。

図1　メトホルミンの血糖コントロール改善作用[5]

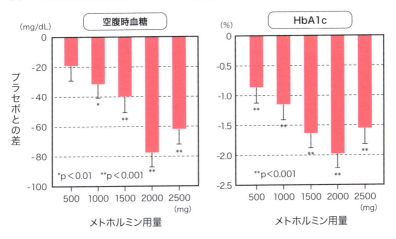

る（**表1**）。メトホルミンは用量依存的に血糖コントロールを改善するが、2000mg/日より増量しても効果は増強しない（**図1**）[5]。

　メトホルミンは、RCTであるUKPDS[4]をはじめ、効果に関して多くのエビデンスがある。UKPDSは、肥満のある新規糖尿病患者を対象にメトホルミンによる大血管症一次予防効果を検証した研究で、大血管症や死亡に関して予防効果が大きいことは意義深く、特記すべきことである（**図2**）[4]。

図2 UKPDSの結果（一次エンドポイント）[8]

臨床効果の大きさは、相対リスク低下度ではなくイベント発生率の「差」で評価する。

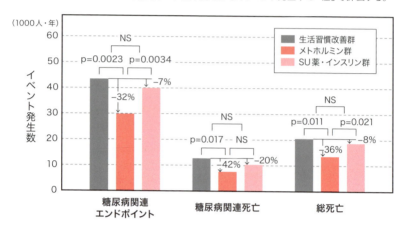

表2 メトホルミンによる大血管症二次予防・総死亡予防（中国人）[9]

薬剤	ハザード比	95％信頼区間
メトホルミン	0.54	0.30 - 0.90
SU薬	1.00（対照）	

表3 メトホルミンによる大血管症予防（日本人）[10]

追跡期間2年間	ハザード比（vs. SU薬）	95％信頼区間	p値
一次予防＋二次予防 （4095人）	0.60	0.44 - 0.83	0.002
二次予防 （1273人）	0.57	0.38 - 0.85	0.006

SU薬およびインスリンと比較した場合、メトホルミンが相対リスクを有意に低下させた項目は、「糖尿病関連エンドポイント」「総死亡」「脳卒中」だった。なお、この効果は10年間（中央値）のUKPDS終了後の観察期間15年後（計25年間）までも持続することが示されており[6]、いわゆるレガシー効果（早期治療の効果持続）が示唆されている。ただし、この研究[6]はRCT後の観察研究も含むため、エビデンスレベルとしては高くはないことに気を付けたい。

　UKPDSはRCTとはいえ大規模スタディーではないので、レベルが高くないのではと思うかもしれない。ここで気を付けなければならないのは、研究規模（サンプルサイズ、対象者数）だけでエビデンスのレベルが決まるのではないということである。サンプルサイズは臨床効果の大きさで決定されるものであり、臨床効果が大きければ大規模である必要はない。この程度の規模で十分有意差が出るほどメトホルミンの臨床効果は大きいのであり、逆に大規模研究はそれほどのサイズでないと有意差が検出できないほどの小規模な効果ともいえよう（大規模研究≒小規模効果）。

　さて、問題。メトホルミンによる大血管症予防効果は、非肥満者が多いアジア人糖尿病患者でも実証されているだろうか？

　答えは「○」である。近年、日本でも肥満患者が増加していることから、欧米のエビデンスの適用性は高いものと推測される。実際、中国人を対象とした二次予防のRCTでは大血管症と総死亡のリスクが、メトホルミン群でSU薬群より有意に低下することが実証された（**表2**）[9]。NNTは約10人であり、臨床的インパクトも比較的大である。ただし、SU薬との比較結果であり、プラセボや無投薬との比較ではないため、「診断と同時にメトホルミンの投与を開始すべき」とは断言できない。経口薬開始段階での第一選択薬としてのエビデンスとして捉えよう。

日本人でも、大血管症リスク低下効果（一次予防、二次予防）が示唆されている（**表3**）[10]。ただし、この報告はいわゆる「リアルワールドデータ」（観察研究）であるため、割り引いて評価する必要がある。なお、この研究ではα-グルコシダーゼ阻害薬（α-GI）、チアゾリジン薬、グリニド薬、ジペプチジルペプチダーゼ4（DPP-4）阻害薬は、いずれもSU薬と比較して有意差はなかった。

　また別の観察研究では、大血管症の既往のあるメトホルミン服用者（日本人約1600人を含む）において、非服用者と比較して死亡率が有意に低かった（**図3**）[11]。この研究は追跡期間が短いこと、観察研究であるためバイアスが小さくないこと、詳細死因が不明であることから、過大評価しないよう気を付ける必要がある。

　いずれもリスク比低下度はUKPDS[4]や中国人対照RCT[9]とほぼ同程度であることから、海外データの日本人における適応可能性や臨床的意義の大きさが支持される。

　このように、病態理論上では日本人にはインスリン分泌作用薬の方が適応性は高そうだが、エビデンスに支持される実臨床は必ずしも予測通りではないことが判明した。そのため、これらのエビデンスにより、日本人患者に対する薬物選択におけるメトホルミンの優先度がいっそう高まる（215ページ再掲**図表B**参照）。

🟥 体重増加を来しにくい利点も

　SU薬やグリニド薬、チアゾリジン薬、インスリンと異なり、メトホルミンは体重増加を来しにくいことが実証されている[4]。さらに、チアゾリジン薬とインスリンの併用療法においては著明に体重が増加するが、チアゾリ

図3　メトホルミンによる総死亡抑制効果（日本人を含む）[11]

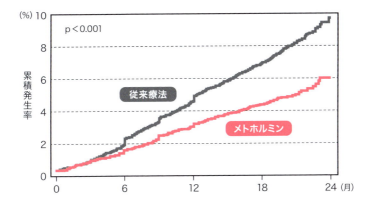

図4　メトホルミンによる体重増加抑制作用[12]

肥満2型糖尿病患者に「インスリン＋メトホルミン」を16週投与した後にチアゾリジン薬を追加した場合（●）と、「インスリン＋チアゾリジン薬」を16週投与した後にメトホルミンを追加した場合（●）の体重変化の比較。初期からのメトホルミン投与は体重を増加させず（●）、チアゾリジン薬による体重増加も抑制する（●）。

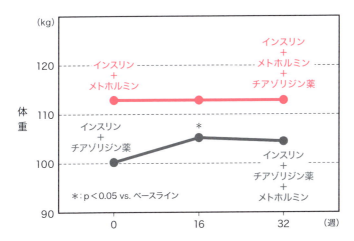

ジン薬、インスリンおよびメトホルミンの3剤併用療法においては、体重増加が認められないという実証もある（**図4**）[12]。体重管理が治療の基本となることの多い2型糖尿病治療において、この特長の意義は大きい。

さらに、メトホルミンは末梢組織でのインスリン抵抗性改善作用も有するため、脂質代謝を改善することも報告されている。メトホルミンが他の糖尿病治療薬と同程度の血糖改善作用を有しながら、肥満患者に対してそれ以上の優れた臨床効果を持つメカニズムとして、インスリン抵抗性と関連した他の大血管症リスクファクターを改善する作用や、PAI-1（plasminogen-activator inhibitor type 1）、メチルグリオキサールを減少させる作用が想定されている。

以上のような特長から、2型糖尿病患者に数カ月間の生活習慣改善指導を行っても血糖コントロールが改善しない場合は、薬物療法としてメトホルミンが第一選択薬となる。使用時のポイントを**表4**にまとめた。

なお、ビグアナイド薬による最も重篤な副作用は乳酸アシドーシス（致死率50％）であると報告されているが、使用中止になったフェンホルミンに比べると、メトホルミンやブホルミンによるものはまれ（0.03件/1000人・年）である。臨床試験のメタアナリシスによれば、メトホルミンによる乳酸アシドーシスの発症例は皆無で、血中乳酸濃度も上昇しないことが報告されている[13]。観察研究でも、適正使用下（**表4**）では乳酸アシドーシスのリスクは増えないことが示されている（**表5**）[14]。

近年では心不全合併時のメトホルミンの安全性を示す観察研究も増えてきているが、心不全増悪時には低酸素血症により乳酸アシドーシスのリスクが当然高まるため、投与は避けるべきだろう。

そもそも、糖尿病患者はビグアナイド薬非服用時であっても、乳酸アシ

表4 メトホルミン使用時のポイント[2]

- 最少量から開始する。eGFR＜30mL/分/1.73m^{2}では投与しない。年齢75歳以上では原則として新規の患者への投与は推奨しない。
- 不定の消化器症状が出現することがある。
- ヨード系造影剤使用時や全身手術時は投与を一時的に中止し（緊急の場合を除く）、施術後48時間は投与を再開しない。
- 経口摂取が困難な患者や寝たきりなど、全身状態が悪い患者には投与しない。また、利尿作用を有する薬剤（利尿薬、SGLT2阻害薬など）との併用時には、特に脱水に対する注意が必要である。

表5 腎機能とメトホルミン関連乳酸アシドーシスのリスク[14]

	メトホルミン非服用者	メトホルミン服用者全体	eGFR (mL/分/m^2)				
			90以上	60〜89	45〜59	30〜44	30未満
ハザード比	1.0	0.98	0.88	0.87	1.16	1.09	2.07 ($p<0.05$)

ドーシスのリスクが非糖尿病者よりも高い[15]。ビグアナイド薬投与中であればなおのこと、乳酸アシドーシスの症状や所見（倦怠感、傾眠、筋痛、呼吸不全、腹部不快感、低体温、低血圧、徐脈など）には気を付けたい。筆者はメトホルミンによる乳酸アシドーシスを極力防ぐために、**図5**のような分かりやすい注意書きを用意し、患者に直接手渡すようにしている。なお、まれではあるが長期投与によりビタミンB_{12}欠乏症を来すリスクがあるため、神経障害や貧血を認める際には血中濃度測定が推奨される[16]。

以上より、メトホルミンは血管合併症予防に関して、長期にわたる有効性のエビデンスが最も多い薬剤だといえる（214ページ再掲**図表A**参照）。

図5　患者に手渡しているメトホルミンの注意書き

> **糖尿病治療薬「メトグルコ」（一般名：メトホルミン）に関する注意事項**
>
> **特長**
> - インスリンの効きをよくします。
> - 血糖値を低下させ、網膜症・腎症・心疾患を減少させることが実証されています。
>
> **注意点**
> - 服用開始後数日は軽度の下痢・腹部不快感を生じることがありますが、自然に軽快します。症状が改善しない場合は服用を中止してください。
> - 造影剤を使用する際（CT・心臓カテーテルなど）や手術を受ける際は、当日と前後2日ずつ一旦服用を中止してください（腎臓関連の副作用発生の危険性があるため）。
> - 服用開始後、気になる症状がありましたら報告してください。

【補遺】

　糖尿病では発癌・癌死亡のリスクが増加するが[17,18]、メトホルミンはこれらのリスクを低下させる可能性が報告されている[19]。既に乳癌治療や大腸癌予防などで臨床研究が進められており、期待が寄せられている（付録参照）。

【文献】

[1] 日本糖尿病学会、糖尿病診療ガイドライン2016、南江堂、2016.
[2] 日本糖尿病・生活習慣病ヒューマンデータ学会、糖尿病標準診療マニュアル（一般診療所・クリニック向け）第15版、http://human-data.or.jp、2019.
[3] Stumvoll M, Nurjhan N, Perriello G, et al. Metabolic effects of metformin in non-insulin-dependent diabetes mellitus. N Engl J Med. 1995;333:550-4.
[4] Effect of intensive blood-glucose control with metformin on complications in overweight patients with type 2 diabetes (UKPDS 34). UK Prospective Diabetes Study (UKPDS) Group. Lancet. 1998;352:854-65.
[5] Garber AJ, Duncan TG, Goodman AM, et al. Efficacy of metformin in type II diabetes: results of a double-blind, placebo-controlled, dose-response trial. Am J Med. 1997;103:491-7.
[6] Holman RR, Paul SK, Bethel MA, et al. 10-year follow-up of intensive glucose control in type 2 diabetes. N Engl J Med. 2008;359:1577-89.
[7] Xu T, Brandmaier S, Messias AC, et al. Effects of metformin on metabolite profiles and LDL cholesterol in patients with type 2 diabetes. Diabetes Care. 2015;38:1858-67.
[8] 能登洋、門脇孝、肥満2型糖尿病に対するmeforminの効果 -Evidence-Based Medicineの実践、内分泌・糖尿病科、1999;8:338-45.
[9] Hong J, Zhang Y, Lai S, et al. Effects of Metformin Versus Glipizide on Cardiovascular Outcomes in Patients With Type 2 Diabetes and Coronary Artery Disease. Diabetes Care. 2013;36:1304-11.
[10] Tanabe M, Nomiyama T, Motonaga R, et al. Reduced vascular events in type 2 diabetes by biguanide relative to sulfonylurea: study in a Japanese Hospital Database. BMC Endocr Disord. 2015;15:49.
[11] Roussel R, Travert F, Pasquet B, et al. Metformin use and mortality among patients with diabetes and atherothrombosis. Arch Intern Med. 2010;170:1892-9.
[12] Strowig SM, Aviles-Santa ML, Raskin P. Improved glycemic control without weight gain using triple therapy in type 2 diabetes. Diabetes Care. 2004;27:1577-83.
[13] Salpeter SR, Greyber E, Pasternak GA, et al. Risk of fatal and nonfatal lactic acidosis with metformin use in type 2 diabetes mellitus. Cochrane Database Syst Rev. 2010;4:CD002967.
[14] Lazarus B, Wu A, Shin JI, et al. Association of Metformin Use With Risk of Lactic Acidosis Across the Range of Kidney Function: A Community-Based Cohort Study. JAMA Intern Med. 2018;178:903-10.
[15] Salpeter SR, Greyber E, Pasternak GA, et al. Risk of fatal and nonfatal lactic acidosis with metformin use in type 2 diabetes mellitus: systematic review and meta-analysis. Arch Intern Med. 2003;163:2594-602.
[16] American Diabetes Association. 8. Pharmacologic Approaches to Glycemic Treatment: Standards of Medical Care in Diabetes 2018. Diabetes Care. 2018;41:S73-S85.
[17] Noto H, Tsujimoto T, Sasazuki T, et al. Significantly Increased Risk of Cancer in Patients with Diabetes Mellitus. Endocrine Practice 2011;17:616-28.
[18] 糖尿病と癌に関する委員会、糖尿病と癌に関する委員会報告、糖尿病、2013;56:374-90.
[19] Noto H, Goto A, Tsujimoto T, et al. Cancer Risk in Diabetic Patients Treated with Metformin: A Systematic Review and Meta-analysis. PLoS One. 2012;7:e33411.

6

DPP-4阻害薬
期待外れの現実

　DPP-4阻害薬は、GLP-1やGIPなど内因性のインクレチンを不活性化させる酵素の活性を阻害することで、血糖依存的なインスリン分泌促進、グルカゴン分泌抑制、胃内容排泄遅延を促す。生理的な作用に近く、食後高血糖が改善される。また、体重増加を来さず単剤では低血糖を起こしにくいことから、高齢者や腎機能低下者にも比較的使用しやすい。さらに、理論的には大血管症のリスクが低下する可能性が高い。

　では、DPP-4阻害薬による大血管症予防効果は、RCTで実証されているだろうか？　答えは「×」である。代表的なエビデンスを、順に読み解いていこう。

表1 日本で承認されているDPP-4阻害薬の大血管症エビデンス[2]

一般名		シタグリプチン	ビルダグリプチン	アログリプチン	リナグリプチン
商品名		ジャヌビア グラクティブ	エクア	ネシーナ	トラゼンタ
通常量	腎機能障害なし/軽度	50mg	100mg	25mg	5mg
	腎機能障害中等度	25mg	50mg	12.5mg	
	腎機能障害高度(eGFR<30)/末期腎不全	12.5mg		6.25mg	
大血管症エビデンス※		△		△	△

※ △：有効性は実証されていない、空欄：出版エビデンスなし。

◻ 羊頭狗肉のメタアナリシスに注意

　2012年に、大血管症と死亡リスクに関してDPP-4阻害薬と他剤を比較したメタアナリシスが発表された[1]。18件のRCTを統合解析した結果、大血管症および有害心血管イベントのリスク比はそれぞれ0.40（95％信頼区間：0.18-0.88、$p<0.02$）、0.48（同：0.31-0.75、$p<0.001$）であり、有意なリスク低下が示された。

　しかし、このメタアナリシスは未発表データ5件を含むため、メタアナリシスといえども「羊頭狗肉」であり、妥当性は極めて低く読む価値はない。しかも追跡期間が最長2年間であり、臨床的意義も疑問である。読み飛ばして次のエビデンスに移ろう。

テネリグリプチン	アナグリプチン	サキサグリプチン	トレラグリプチン	オマリグリプチン
テネリア	スイニー	オングリザ	ザファテック	マリゼブ
20mg	200mg	5mg	100mg（週1回）	25mg（週1回）
		2.5mg	50mg（週1回）	
	100mg		禁忌	12.5mg（週1回）
		△		△

安全性という名の詭弁

　現時点で5剤に関するRCTが発表されている（表1）。いずれもメトホルミンに上乗せした介入研究だが、一次エンドポイントである心血管イベント抑制効果に関しては、再現性を持ってネガティブスタディーである。エビデンスがない他のDPP-4阻害薬もクラスエフェクトで、同様のニュートラル効果であろう。これらのエビデンスは非劣性試験（総論2参照）であるため、大血管症リスクについて「安全である」という見解や宣伝には要注意。本来の糖尿病治療の目的は合併症を予防することであり、血糖を下げればいいというものではない。大血管症リスク予防の点で、「プラセボに劣っていなかった」または「予防効果が認められなかった」ことを、「安全」であるとすり替える理論や主張は詭弁である。薬剤は「血糖降下薬」ではなく「糖尿病治療薬」として捉えることが臨床上重要である。

◼「疫学研究の結果」と「介入研究の結果」の差

　2013年に発表されたSAVOR-TIMI 53では、大血管症の既往または高リスクの2型糖尿病患者（アジア人を含む）約1万6000人が、サキサグリプチン投与群またはプラセボ投与群にランダムに割り付けられた。一次エンドポイントである心血管死亡、心筋梗塞、脳卒中の発症リスクは、両群間で有意差を認めなかった（図1）[3]。なお、サキサグリプチン投与群では有意な心不全増加リスクが示唆された。これが当該薬剤特有の副作用なのか検定の多重性による現象なのかは不明だが、心不全患者への投与は要注意である。

　同時に発表されたEXAMINEでは、急性冠症候群発症の2型糖尿病患者（日本人約200人を含む）約5000人が、アログリプチン投与群またはプラセボ投与群にランダムに割り付けられた。この研究でも、一次エンドポイントである心血管死亡、心筋梗塞、脳卒中の発症リスクは、両群間で有意差を認めなかった（図2）[4]。サキサグリプチン同様に、アログリプチン投与群では心不全増加リスクが示唆された（有意差はない）。

　どちらもRCTではあるが、服薬中断率が高いこと、追跡期間が比較的短いこと、著者や解析者に試験薬の製薬会社社員が含まれていることなどの限界やバイアスがある。論文では前述のような安全性をうたっているが、詭弁として割り引いて解釈する必要がある。

　2015年6月、シタグリプチンに関する大規模RCTであるTECOSの結果が発表された。TECOSでは約1万5000人を対象とし、シタグリプチン投与群とプラセボ投与群にランダムに割り付けたが、一次エンドポイントである心血管死亡、心筋梗塞、脳卒中、不安定狭心症による入院には、有意差はなかった（図3）[5]。

第6章 DPP-4阻害薬 期待外れの現実

図1 サキサグリプチンとプラセボを比較したSAVOR-TIMI 53の結果[3]

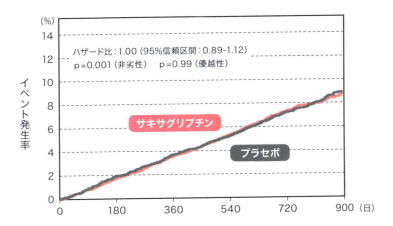

図2 アログリプチンとプラセボを比較したEXAMINEの結果[4]

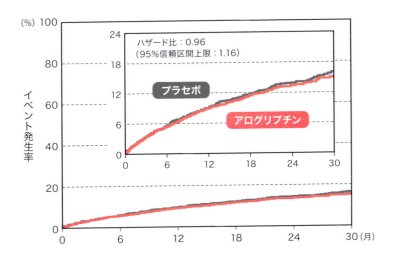

図3 シタグリプチンとプラセボを比較したTECOSの結果[5]

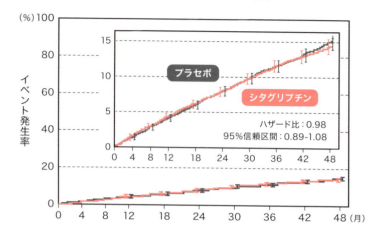

　続いて2018年に、リナグリプチンに関するRCTであるCARMELINAの結果が発表された。この試験では約7000人（心血管疾患既往者57％）が、リナグリプチン投与群またはプラセボ投与群にランダムに割り付けられた。一次エンドポイントである心血管死亡、心筋梗塞、脳卒中は非劣性だったが、有意差はなかった（図4）[6]。また、二次エンドポイントである腎アウトカムにも有意差を認めなかった。研究デザイン上は妥当性が高いが、服薬遵守率が74％だった点で臨床的疑問が残る。

　なお、2017年にオマリグリプチンに関する大血管症二次予防のエビデンスが発表されていたが[7]、この非劣性RCTは、製造会社の事業上の理由で米食品医薬品局（FDA）への承認申請が中止となり、追跡96週で早期中止となったものである。中止時点での解析では大血管症のリスクはプラセボと比較してハザード比1.00（95％信頼区間：0.77-1.29）だったが、永遠に判定保留である。

第6章 DPP-4阻害薬 期待外れの現実

図4 リナグリプチンとプラセボを比較したCARMELINAの結果[6]

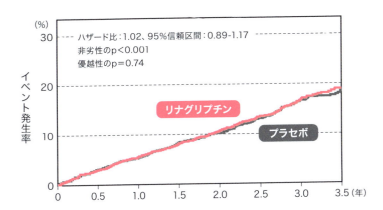

🔲 糖尿病治療薬としての位置付けは

　日本で処方可能なDPP-4阻害薬はトレラグリプチンを除き、腎機能低下者にも安全に使用できる。実際、SU薬より低血糖リスクが低く[8]、体重増加を来さない点で優れる。大血管症予防効果もSU薬より優れている可能性もある[9,10]。高齢者にとっても、服薬回数が少ない点でアドヒアランス向上に有用であろう。しかし、血管合併症のエビデンス（**表1**）やコストを鑑みると、メトホルミンへの追加併用薬として使用することが望ましい（215ページ再掲載**図表B**参照）。

　SU薬などインスリン分泌促進薬やインスリンと併用する場合には、低血糖に十分留意して、それらの用量を減じる必要がある。他剤による食後高血糖是正を介した大血管症予防効果については、第7〜12章を参照してほしい。

【文献】

[1] Patil HR, Al Badarin FJ, Al Shami HA, et al. Meta-analysis of effect of dipeptidyl peptidase-4 inhibitors on cardiovascular risk in type 2 diabetes mellitus. Am J Cardiol. 2012;110:826-33.

[2] 日本糖尿病・生活習慣病ヒューマンデータ学会、糖尿病標準診療マニュアル（一般診療所・クリニック向け）第15版、http://human-data.or.jp、2019.

[3] Scirica BM, Bhatt DL, Braunwald E, et al. Saxagliptin and Cardiovascular Outcomes in Patients with Type 2 Diabetes Mellitus. N Engl J Med. 2013;369:1317-26.

[4] White WB, Cannon CP, Heller SR, et al. Alogliptin after Acute Coronary Syndrome in Patients with Type 2 Diabetes. N Engl J Med. 2013;369:1327-35.

[5] Green JB, Bethel MA, Armstrong PW, et al. Effect of Sitagliptin on Cardiovascular Outcomes in Type 2 Diabetes. N Engl J Med. 2015;373:232-42.

[6] Rosenstock J, Perkovic V, Johansen OE, et al. Effect of Linagliptin vs Placebo on Major Cardiovascular Events in Adults With Type 2 Diabetes and High Cardiovascular and Renal Risk: The CARMELINA Randomized Clinical Trial. JAMA. 2019;321:69-79.

[7] Gantz I, Chen M, Suryawanshi S, et al. A randomized, placebo-controlled study of the cardiovascular safety of the once-weekly DPP-4 inhibitor omarigliptin in patients with type 2 diabetes mellitus. Cardiovasc Diabetol. 2017;16:112.

[8] Amate JM, Lopez-Cuadrado T, Almendro N, et al. Effectiveness and safety of glimepiride and iDPP4, associated with metformin in second line pharmacotherapy of type 2 diabetes mellitus: systematic review and meta-analysis. Int J Clin Pract. 2015;69:292-304.

[9] O'Brien MJ, Karam SL, Wallia A, et al. Association of Second-line Antidiabetic Medications With Cardiovascular Events Among Insured Adults With Type 2 Diabetes. JAMA Netw Open. 2018;1:e186125.

[10] Vashisht R, Jung K, Schuler A, et al. Association of Hemoglobin A1c Levels With Use of Sulfonylureas, Dipeptidyl Peptidase 4 Inhibitors, and Thiazolidinediones in Patients With Type 2 Diabetes Treated With Metformin: Analysis From the Observational Health Data Sciences and Informatics Initiative. JAMA Netw Open. 2018;1:e181755.

7

SU薬・グリニド薬
エビデンスは多けれど

　SU薬は1950年代に発売され、現在まで大血管症の予防効果を示すエビデンスが蓄積している。では、早速ここで問題。SU薬による大血管症予防効果はRCTで実証されているだろうか？

　答えは「×」である。SU薬による大血管症予防効果に関するエビデンスのほとんどは、観察研究で得られたものである。英国で行われた大規模な臨床研究であるUKPDSでは、ランダム割り付けされた追跡期間中には有意差は認めず（予防効果は実証されなかった）、その後の延長観察期間を含む最大30年間の追跡で、ようやく有意差を認めた。

　具体的には、SU薬またはインスリンによる強化療法群と食事療法を中心とした従来療法群で、心筋梗塞の罹患率はそれぞれ16.8％、19.6％（リスク比：0.85、95％信頼区間：0.74-0.97、$p=0.01$）という結果だった（図1）[1]。

ところで、「有意差」とは、統計学的に確実な差異があることで、臨床的に意義があるという意味ではない。いつ誰が訳したのかは不明だが、誤解を招く拙い訳語なので注意が必要である。さらに、エビデンスレベル（総論2参照）によっても、その妥当性が異なることにも気を付けたい。それを踏まえた上で、UKPDSの結果を改めて見てみよう。

　まず、臨床的意義はどうか。信頼区間やp値から判断すると、統計学的には確かに有意差を認める。ただし、リスク比（両罹患率の割り算）は15％低下しているが、リスク差（引き算）はわずか2.8％である。

　すなわち、100人の患者に30年間投薬して約3人が心筋梗塞を免れる（30年間のNNTが36人）ことになり、この効果の大きさはメトホルミン（第5章参照）と比較して圧倒的に小さい。研究結果を解釈する際には、p値だけに振り回されないよう気を付けたい。

　次に、エビデンスレベルはどうだろうか。出だしはRCTであるが、延長期間は観察研究である。このようなハイブリッドデザインの場合、一般的にレベルの低い方の研究デザインを採択するので、この研究は全体として観察研究と見なされる。観察研究ではバイアスが入る余地が小さくないため、効果は「実証」ではなく「示唆」にとどまる。

　なお、SU薬の中でもグリクラジドは、メトホルミンと同程度の一次予防、二次予防効果を持つ可能性が観察研究の1論文で示唆されている[2]。

　このように、SU薬による大血管症予防エビデンスは、レベル、臨床意義ともにインパクトは強くなく、後述するようなデメリットも比較的大きいため、選択順位としてはメトホルミンより劣る。

図1 SU薬またはインスリンによる強化療法と従来療法を比較したUKPDSの結果[1]

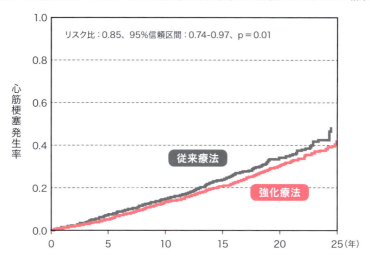

低血糖により大血管症リスクが増加

　ここで、SU薬の臨床的特徴について、まとめておこう。SU薬は膵β細胞上のSU受容体に結合し、インスリン分泌を促進する。血糖降下作用も強い。前述のように大血管症の予防効果が示唆されている一方、低血糖や体重増加などのデメリットも小さくない。特に重症低血糖は大血管症などのリスクを増加させる可能性が示されているため[3,4]、細心の注意を要する（第2章参照）。

　グリベンクラミドはSU薬の中でも低血糖リスクの高いことが報告されている[5,6]。腎機能低下者や高齢者では低血糖のリスクが高まるため、慎重投与またはグリニド薬の処方の検討が必要である。SU薬服用下で意識低下を伴う低血糖を起こした場合は、必ず入院可能な施設に紹介する。

理論上、SU薬はβ細胞疲弊を促進することが危惧される。実際にSU薬の効果が低下してくる（二次無効）症例も少なくない。しかし、この現象はSU薬に特有のものとは限らない可能性がある[7]。

　例えば、SU薬の副作用として体重増加があるが、それに伴ってインスリン抵抗性も増大すれば、結果的に血糖コントロールが悪化する可能性がある。ただしこれは、肥満を改善しなければ他剤でも起こり得る現象である。また、2型糖尿病ではβ細胞の機能は診断前から絶えず漸減していることが示されている（**図2**）[8]。この点でも、他剤を使用しても二次無効は起こり得る。

　実際、β細胞を疲弊させるSU薬を使用しても、β細胞を保護する効果があるインスリンを使用しても、血糖コントロールの長期的悪化は同じだった[9]。さらに、出版バイアスにも気を付けたい。すなわち、数十年前までSU薬が事実上唯一の経口治療薬であったため、他剤の二次無効情報が乏しいのが現状である。

◉ グリニド薬による大血管症予防効果は？

　次に、グリニド薬（速効型インスリン分泌促進薬）のエビデンスを検証してみよう。グリニド薬はSU薬と同様に、β細胞上のSU受容体に結合し内因性インスリン分泌を促進するが、その作用時間は短く、生理的なインスリン分泌に近似し、食後高血糖是正作用がある。

　食後高血糖は大血管症のリスクファクターとしてインパクトが大きい（第9章参照）。レパグリニドは、メトホルミンと同程度の大血管症一次予防、二次予防効果を持つ可能性が示唆されている（**表1**）[2]。

第7章　SU薬・グリニド薬　エビデンスは多けれど

図2　2型糖尿病患者におけるβ細胞機能の推移[8]

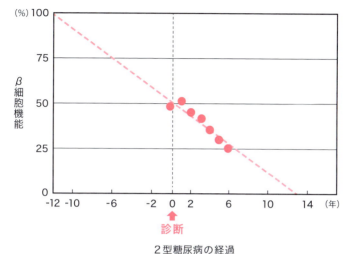

表1　レパグリニドによる大血管症および死亡に対する効果[2]

アウトカム	一次予防 発生率	一次予防 ハザード比 （95%信頼区間）	二次予防 発生率	二次予防 ハザード比 （95%信頼区間）
大血管症	7.4%	1.18 (1.02 - 1.36)	12.2%	0.71 (0.52 - 1.99)
総死亡	7.5%	1.05 (0.91 - 1.21)	12.2%	0.85 (0.61 - 1.17)

ハザード比はメトホルミンに対する値。

図3 SU薬とピオグリタゾンを比較したTOSCA.ITの結果[12]

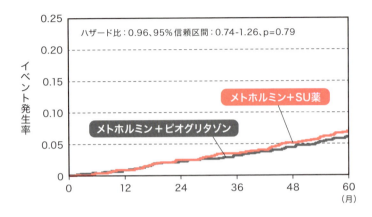

　表1は、成人の2型糖尿病患者を対象としたコホート研究（追跡期間中央値：3.3年間）の結果で、レパグリニド単剤服用者とメトホルミン単剤服用者間において、一次予防、二次予防ともに、大血管症および死亡率に有意差を認めなかった。一般に、観察研究ではバイアスを排除するのが困難であり妥当性の低下につながるが、この研究は大規模であり傾向スコアマッチングが行われているので、妥当性は高いと見なされる。

　傾向スコアマッチングとは、処方されやすくなる患者の特徴（年齢、性別、腎機能など）をまず分析し、処方されにくい人ほどデータに重みを付けて解析する方法で、観察研究を擬似RCT化できる（総論2参照）。ただし、交絡因子が残存する可能性があるためRCTよりは妥当性が劣ることと、他の集団や他のグリニド薬での再現性が現時点では不明であるため、確固たる結論は導けない。

　他剤による食後高血糖是正を介した大血管症予防効果については、第6～12章を参照してほしい。

腎機能低下者や高齢者などで低血糖を起こしやすい場合、SU薬の代替薬としてグリニド薬の慎重投与を考慮するのが妥当であろう。ただし、SU薬とグリニド薬の併用は不可である。

　なお、理論上はインスリンには動脈硬化促進作用があるため、内因性インスリンの分泌を促進させるSU薬やグリニド薬により、大血管症のリスクが増大する可能性がある。しかし、両者あるいは外因性インスリン投与（第11章参照）でも、臨床上のエビデンスでは大血管症の増加は否定されている[9-11]。

　さらに、インスリン抵抗性改善薬であるチアゾリジン薬と比較した近年のRCTでは、大血管症に有意差を認めなかった（図3）[12]。このことからも、インスリンによる大血管症増加は一層否定的である。インスリンにより動脈硬化が進行するとしても、血糖降下による動脈硬化抑制効果の方が大きいのかもしれない。

　以上をまとめると、SU薬とグリニド薬は、血管合併症予防に関する有効性を示唆するエビデンスが、メトホルミンに次いで豊富な薬剤である（214ページ再掲図表A参照）。しかし、低血糖や体重増加のリスクが高いため、実臨床ではDPP-4阻害薬の方が、血管合併症予防に関するエビデンスは乏しいものの安全性[13,14]の点で優位だろう（215ページ再掲図表B参照）。

【文献】

[1] Holman RR, Paul SK, Bethel MA, et al. 10-year follow-up of intensive glucose control in type 2 diabetes. N Engl J Med. 2008;359:1577-89.

[2] Schramm TK, Gislason GH, Vaag A, et al. Mortality and cardiovascular risk associated with different insulin secretagogues compared with metformin in type 2 diabetes, with or without a previous myocardial infarction: a nationwide study. Eur Heart J. 2011;32:1900-8.

[3] Goto A, Arah OA, Goto M, et al. Severe hypoglycaemia and cardiovascular disease: systematic review and meta-analysis with bias analysis. BMJ. 2013;347:f4533.

[4] Tsujimoto T, Yamamoto-Honda R, Kajio H, et al. Vital signs, QT prolongation, and newly diagnosed cardiovascular disease during severe hypoglycemia in type 1 and type 2 diabetic patients. Diabetes Care. 2014;37:217-25.

[5] Holstein A, Plaschke A, Egberts EH. Lower incidence of severe hypoglycaemia in patients with type 2 diabetes treated with glimepiride versus glibenclamide. Diabetes Metab Res Rev. 2001;17:467-73.

[6] Gangji AS, Cukierman T, Gerstein HC, et al. A systematic review and meta-analysis of hypoglycemia and cardiovascular events: a comparison of glyburide with other secretagogues and with insulin. Diabetes Care. 2007;30:389-94.

[7] Berkowitz SA, Krumme AA, Avorn J, et al. Initial choice of oral glucose-lowering medication for diabetes mellitus: a patient-centered comparative effectiveness study. JAMA Intern Med. 2014;174:1955-62.

[8] U.K. prospective diabetes study 16. Overview of 6 years' therapy of type II diabetes: a progressive disease. U.K. Prospective Diabetes Study Group. Diabetes. 1995;44:1249-58.

[9] Intensive blood-glucose control with sulphonylureas or insulin compared with conventional treatment and risk of complications in patients with type 2 diabetes (UKPDS 33). UK Prospective Diabetes Study (UKPDS) Group. Lancet. 1998;352:837-53.

[10] Frye RL, August P, Brooks MM, et al. A randomized trial of therapies for type 2 diabetes and coronary artery disease. N Engl J Med. 2009;360:2503-15.

[11] Origin Trial Investigators. Basal insulin and cardiovascular and other outcomes in dysglycemia. N Engl J Med. 2012;367:319-28.

[12] Vaccaro O, Masulli M, Nicolucci A, et al. Effects on the incidence of cardiovascular events of the addition of pioglitazone versus sulfonylureas in patients with type 2 diabetes inadequately controlled with metformin (TOSCA.IT): a randomised, multicentre trial. Lancet Diabetes Endocrinol. 2017;5:887-97.

[13] Vashisht R, Jung K, Schuler A, et al. Association of Hemoglobin A1c Levels With Use of Sulfonylureas, Dipeptidyl Peptidase 4 Inhibitors, and Thiazolidinediones in Patients With Type 2 Diabetes Treated With Metformin: Analysis From the Observational Health Data Sciences and Informatics Initiative. JAMA Netw Open. 2018;1:e181755.

[14] O'Brien MJ, Karam SL, Wallia A, et al. Association of Second-line Antidiabetic Medications With Cardiovascular Events Among Insured Adults With Type 2 Diabetes. JAMA Netw Open. 2018;1:e186125.

> # SGLT2阻害薬
多才な新薬登場？

　2014年4月、日本でもSGLT2阻害薬が発売された。腎尿細管におけるグルコース再吸収を抑制し、尿糖として排泄させる。高血糖の改善だけでなく、体重減少や降圧効果もある。また、インスリンの分泌に依存しない作用機序のため、低血糖の心配が少ない。当初は尿路性器感染症や脱水、皮疹・紅斑のリスクが懸念され慎重な出だしだったが、エビデンスが集積し日本糖尿病学会からの注意勧告も若干緩和され、処方数は急増している。

　この薬剤には体重減少、血圧低下、糸球体内圧低下、尿アルブミン低下、体液量低下などの作用もあり、心血管イベント抑制効果は投与開始半年後と早期から顕性化してくるのが特長である。さらに、心不全の改善効果の可能性も示唆されており、利尿作用だけでなく心筋への直接作用も研究されている。腎保護作用を持つことも示唆された。集積するエビデンスだが、解釈は慎重に行うことが重要である。

🔲 薬剤間での作用の比較

　血糖コントロールや体重変化に関する効果の宣伝が横行しているが、直接比較した研究はない。そのため交絡因子を排除できず、薬剤間に違いがあるとはいえない。薬剤を比較する際は、研究条件も確認する必要がある（総論1参照）。

　また、SGLT2阻害の特異度についての比較宣伝も少なくないが、阻害活性の測定系は標準化されておらず（測定バイアスという）、しかも阻害度は代用エンドポイントに過ぎないため臨床的意義も未知数である。

🔲 複合エンドポイントのわなに注意

　画期的な作用機序を持つ本薬剤への期待は大きいが、「心血管イベントを有意に減少させた初の糖尿病治療薬」といったセールストークに振り回されないようにしたい。近年の臨床研究で複合エンドポイント（総論2参照）として評価されることの多い「心血管イベント」とは、そもそも何だろうか？

　一般的には、いわゆる「主要心血管イベント（MACE）の複合エンドポイント」を指すが、その定義や内訳はさまざまである。さらには複合エンドポイント全体としてではなく、MACEを構成する単独のイベントを指すこともあり、複合イベントでは有意差を認めなかった場合、有意差を認めた単独のイベントを前面に出して読者を錯覚させる「おとり商法」も少なくないから気を付けたい。きちんと自分の目で、論文を読むことが大切である。

大血管症の一次予防、二次予防、どちらにも有益か

まずは、SGLT2阻害薬として最初の大血管症抑制エビデンスを見てみよう。EMPA-REG OUTCOME[1]は、大血管症の既往がある2型糖尿病患者（7020人）を対象としたRCTで、中央値3.1年間のフォロー期間中、心血管イベント（複合エンドポイント）発生率はエンパグリフロジン群10.5％、プラセボ群12.1％だった（いずれもメトホルミンに上乗せ）。

非劣性が確認されただけでなく優越性も認められ、二次予防効果が実証された（図1）。二次予防効果は試験開始後半年ごろから明確になっているため、降圧作用（物理的な作用）など、血糖降下作用（代謝的影響）以外の抗動脈硬化作用も有することが示唆されている。

さらに、一次エンドポイントを構成する単独のイベントの中で、心血管死亡と総死亡も有意なリスク低下を認めた（表1）。また、心不全による入院（ソフトエンドポイント、二次エンドポイント、総論2参照）も有意に低下する可能性が示唆された。

図1　EMPA-REG OUTCOMEの一次エンドポイント[1]

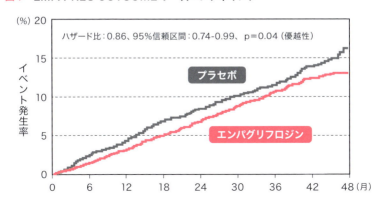

表1　EMPA-REG OUTCOMEの結果[1]

エンドポイント	ハザード比（95％信頼区間）
一次エンドポイント （心血管死亡、非致死的心筋梗塞、 非致死的脳卒中の複合）	0.86 (0.74 - 0.99)
心血管死亡	0.62 (0.49 - 0.77)
総死亡	0.68 (0.57 - 0.82)

図2　EMPA-REG OUTCOMEにおけるアジア人を対象とした
サブグループ解析の結果[2]

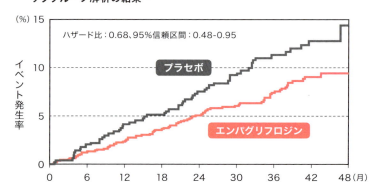

　その後発表されたアジア人対象者（1517人）に絞ったサブグループ解析でも、有意な心血管イベント抑制が確認された（図2）。ただし、もともとアジア人だけを対象とした研究ではないので、アジア人でも二次予防効果が示唆されたと解釈するのが妥当だろう。

　この研究自体は内的妥当性が高いが、大血管症の二次予防効果を検証した研究である（後述）。しかもイベント曲線図は、拡大、誇張されている（針小棒大、総論2参照）ことに注意。

図3 CANVASプログラムの結果[3]

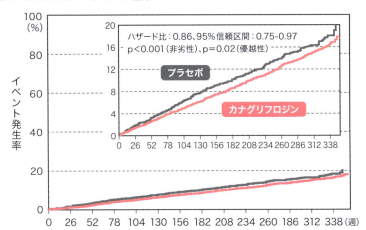

超大規模RCTならエビデンスレベルは高いのか

　EMPA-REG OUTCOMEの次に発表されたRCTであるCANVASプログラム[3]を読み解いてみよう。この研究は、心血管イベントを一次エンドポイントとして検証する本来のCANVAS試験（有意差なし）と、腎機能を一次エンドポイントとしたCANVAS-R試験（心血管イベントは一次エンドポイントではない！）を併合して、1万142人で解析したRCTである。

　対象者は大血管症ハイリスクの2型糖尿病患者で、約66％が大血管症の既往を有していた。平均3.6年間のフォロー期間中、プラセボと比較したカナグリフロジン（いずれもメトホルミンに上乗せ）による心血管イベント（複合エンドポイント）の抑制効果（ハザード比：0.86）は非劣性（p＜0.001）、かつ優越性（p＝0.02）を認めた（図3）。

　EMPA-REG OUTCOMEと同様に心血管イベント抑制効果は試験開始

後半年ごろから明確になっているが、一次エンドポイントを構成するイベントの中で、心血管死亡と総死亡は有意なリスク低下を認めなかった。心不全による入院（二次エンドポイント）は、有意に低下する可能性が示唆された。

　超大規模なRCTなので妥当性が高そうだが、さまざまなレベルのエビデンスを集めた玉石混交の統合解析やメタアナリシスでは、本研究のようにRCTだとしても、最終的なエビデンスレベルは石レベルに凋落する（総論2参照）。二次エンドポイントは仮説の検証ではなく提唱または探究に過ぎないオマケであり、有意差を認めたとしても、可能性が示唆された程度に大きく割り引いて解釈する必要がある。サブグループ解析も同様である。RCTという名の羊頭狗肉に気を付けよう。

　さて、臨床的意義はどうか？　超大規模にしないと有意差が出てこない程度のわずかな大きさの効果なのかもしれない（大規模研究≒小規模効果）。実際、この研究ではハザード比（≒相対的なリスクの比）は14％低下し、図中の拡大図（針小棒大、総論2参照）はそれなりに印象的だ。しかし全体像を見ると、2つの曲線間の隔たりはごくわずかである。リスクの割り算だけではなく、引き算の結果も併せて評価しよう。

　さらに、この研究では日本での承認量を超える用量まで投与された。日本人は欧米人と比較してベースの心血管疾患罹患率が低いため、欧米人対象の研究で使用された用量よりも少ない用量を日本人に投与した場合は、絶対リスク差（引き算）は極小となるだろう。

　このようにCANVASプログラムのエビデンスレベルは高くなく、米国糖尿病学会のガイドラインでは、同じSGLT2阻害薬であるエンパグリフロジンに比べて推奨度は低く位置付けられている[4]。

図4 DECLARE-TIMI 58の一次エンドポイント[5]

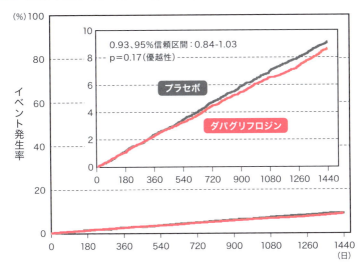

● 比較的低リスクの患者の場合はどうか

　2018年、心血管疾患ハイリスクの2型糖尿病患者（1万7160人、大血管症既往41%）を対象に、ダパグリフロジン（プラセボ対照）を投与したRCTであるDECLARE-TIMI 58が発表された[5]。この研究では、心血管イベント発症においてダパグリフロジンはプラセボ（いずれもメトホルミンに上乗せ）と比較して非劣性であり、かつ優越性は認めなかった（図4）。

　また、試験開始後に追加設定された一次エンドポイントである心血管死亡と心不全入院の複合エンドポイントに関しては、有意にリスクが低下することが示唆された（ハザード比：0.83、95%信頼区間：0.73-0.95、優越性のp＝0.005）。名目上は一次エンドポイントとして両アウトカムは並列の位置付けではあるが、「心血管死亡と心不全入院の複合」は後付けであるため、その妥当性については慎重に鑑定しなければならない。しか

も、本来の一次エンドポイントの一要素である心血管死亡が、後付けエンドポイントの一要素と重複している。イベント数を稼いで有意差を捻出しようとした策かもしれない。

　事前に設定された解析方針[5,6]にのっとり、二次エンドポイント（腎機能低下、総死亡）は仮説探究レベルに成り下がった（二次エンドポイントは通常は仮説提唱レベルだが、事前に設定された階層的検定法によって実証レベルに格上げすることは可能である[7]）。この研究では、心不全入院など一次エンドポイントの各要素は事前から仮説探究目的の解析とされているので[5,6]、いずれも効果が「実証された」のではなく「可能性が示された」とか「期待できるかもしれない」程度に、大きく割り引いて解釈する必要がある。

　強調されがちな仮説提唱や探究レベルの結果ばかりに目がいくと、本研究はポジティブスタディーであるかのような錯覚に陥るリスクがある。この手の"おとり商法"には気を付けよう。

◼ RCTのメタアナリシスも登場

　前述3件のRCTのメタアナリシス（表2）[8]によると、SGLT2阻害薬はMACE二次予防としては有意に有効だが、一次予防効果には有意差があるとはいえないことが示唆された（CANVASプログラムはエビデンスレベルが低いため、このメタアナリシスのレベルも低いことに注意）。対象者を絞って[9]処方すると、より効果的だろう。

　さらに、各RCTの二次エンドポイントである心不全入院と腎機能低下のリスクは、SGLT2阻害薬により心血管疾患既往の有無に関係なく低下（それぞれ約30％と約45％）する可能性も示された。心不全入院と腎機能

表2　SGLT2阻害薬のRCTのメタアナリシス[8]

	一次予防	二次予防
総対象者	1万3672人	2万650人
MACEハザード比 （95%信頼区間）	1.00 ※ (0.87 - 1.16)	0.86 (0.80 - 0.93)

※ 有意差なし。

低下のリスク低下の可能性については複数の研究で示唆されているのでおそらく真実だろうが、後述のように確固たる結論にはまだ至っていない。オマケに振り回されないように気を付けよう。

◻ リアルワールドデータ（観察研究）でも同傾向

　バイアス（特に選択バイアス）が入り込む余地が大きいため観察研究のエビデンスレベルはRCTより劣るが、実臨床（いわゆるリアルワールド）が反映可能という点では優れている（外的妥当性は高い）こともあり、RCTの補足（一般性や現実性の確認）となる。ただし、観察研究は関連性を示すにとどまり、因果関連は究明できないことに注意が必要だ。因果を検証できるのはRCTだけである。リアルワールドデータはRCTの代替とはならない。

　欧米の研究では上記の3件のRCTとほぼ一致した結果で、短期間に心血管イベント、心血管死亡、総死亡、心不全による入院、非致死的心筋梗塞、非致死的脳卒中などの項目で、他剤と比較して有意なリスク低下が示されている（表3）[10-14]。

　いずれの研究も傾向スコアマッチング（総論2参照）でバイアスが調整

表3 SGLT2阻害薬の観察研究のサマリー

	研究名	追跡期間（年）	心血管イベント	心血管死亡	総死亡	心不全入院	非致死的心筋梗塞・脳卒中
観察研究	CVD-REAL2 [14]	約1.0	心筋梗塞 0.81 脳卒中 0.68	−	0.51	0.64	−
	CVD-REAL [11]	約0.6	−	−	0.49	0.61	−
	CVD-REAL Nordic [10]	約0.9	0.78	0.53	0.51	0.7	NS
	CVD-REAL Nordic [12]（ダパグリフロジンとDPP-4阻害薬との比較）	約1.0	0.79	NS	0.59	0.62	NS
	米国保険データ [13]（カナグリフロジンと他剤との比較）	約2.5	−	−	−	vs. DPP4阻害薬 0.70 vs. GLP-1受容体作動薬 0.61 vs. SU薬 0.51	NS
	EASEL [15]	約1.6	0.67	−	0.57	−	−

されてはいるものの、未知ないしは未測定の交絡因子の残存、1〜2年間という短期間の分析であるため長期的効果や安全性が不明、心不全による「入院」というソフトエンドポイント（総論2参照）の使用といった点から過大評価されている可能性があり、結果は割り引いて解釈する必要がある。ここでも、リスクの割り算だけではなく引き算の結果も（NNTも）併せて評価しよう。

🔲 「腎保護作用も実証」とは看板に偽りありか

　SGLT2阻害薬が直接の腎保護作用を持つ可能性に期待が寄せられている[8,16]。EMPA-REG OUTCOMEにおいても、有意な腎症リスク低下が示された[17]。しかし、これは二次エンドポイントなので、やはりオマケ（総論2参照）。可能性の示唆、仮説の提唱程度であり、立証されたとはいえない。CANVASプログラム（エビデンスレベルはしょせん低い）でも計算上は有意な腎イベントの低下を認めたが、本文に記載されているように、事前に定められた多重性回避策に従って、有意差なしと判定している（仮説の提唱・探索）[3]。

　そして2019年に、CREDENCEが発表された[18]。「腎アウトカムを一次エンドポイントとしたRCT」といううたい文句のCREDENCEは、カナグリフロジンとプラセボの間でイベント発生率の有意差が早くから顕著化したため、早期終了となった。この研究は顕性蛋白尿を合併した2型糖尿病患者（4401人、大血管症既往50％）を対象とした優越性試験で、2.62年（中央値）の追跡期間で、複合一次エンドポイント（透析、腎移植、eGFR＜15mL/分/1.73m^{2}の持続、血清クレアチニン値倍増、腎または心血管死亡）は実薬群の方が30％、有意に低かった（図5）。ここで、一次エンドポイントのうち、心血管死亡を除外した純粋な腎アウトカムは二次エンドポイント（仮説提唱）として設定されていることに注意しよう。

　確かに「純」腎アウトカムも有意に低下し（ハザード比：0.66、95％信頼区間：0.53-0.81、p＜0.001）、心血管死亡（同じく二次エンドポイントだが）は有意差を認めなかったため腎アウトカム改善効果はおおむね実証されたという印象ではあるが、対象者が限定されているため外的妥当性（一般性）は低い。また、服薬中止者が27％もいたため、長期的な効果や安全性は未知数である。

図5　CREDENCEの一次エンドポイント（腎エンドポイント＋心血管死亡）[18]

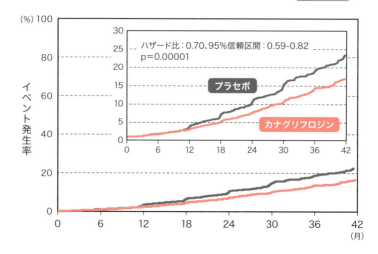

　論文タイトルやだましキャッチフレーズを安直にうのみにするのは危険だ。本文もきちんと読もう。

🔲 心不全入院リスク低減の期待

　RCTの二次エンドポイント[8]や観察研究で、リスクの有意な低下が複数報告されている。病態生理学的にもそのベネフィットが究明されてきている。心不全治療薬として、高レベルに位置付けている診療ガイドラインもある。しかし現時点では、心不全入院リスクを一次エンドポイントとして有意差を認めたRCTはないので、まだ仮説の提唱、効果の期待にとどまる。しかも、入院というソフトエンドポイント（総論2参照）であるため、解釈は一層慎重にする必要がある。

🔲 糖尿病治療薬としての位置付けは

多面に及ぶ効果が示されているが、現時点では長期的効果と安全性が未確定であること、大血管症一次予防は認めていないこと、薬価（高価な薬剤は治療アドヒアランスの低下と関連する）などを勘案し、一般的な薬剤選択順位としてはメトホルミン（214ページ再掲載図表A、B参照）には、まだまだ及ばない。一方、大血管症既往者や顕性蛋白尿合併者には、優先度は比較的高いだろう。対象者を選んで投与するのが妥当と考えられる。

最近着目されてきているケトアシドーシスや骨折、下肢切断のリスクにも[3,15]、注意が必要といえる。EBMでは安全第一を目指すため、保守的な姿勢も重要である。EBMは患者に始まり患者に帰着する（総論1参照）。

🔲 処方にあたり注意すべきこと

- 最少量から開始する。腎機能低下患者では糸球体濾過率が低下しているため効果が減弱し、よい適応ではない。腎不全と透析例には使用しない。

- インスリンやSU薬などインスリン分泌促進薬と併用する場合には低血糖に十分留意して、それらの用量を減じる。患者にも低血糖に関する教育を十分行うこと。

- 75歳以上の高齢者あるいは65歳から74歳で老年症候群（サルコペニア、認知機能低下、ADL低下など）のある場合には慎重に投与する。

- 脱水防止について、患者への説明も含めて十分に対策を講じること。利尿薬と併用する場合は、特に脱水に注意する。

- 発熱、下痢、嘔吐などがあるとき、ないしは食思不振で食事が十分摂れないような場合（シックデイ）には、必ず休薬する。

- 全身倦怠、悪心嘔吐、体重減少などを伴う場合には、血糖値が正常に近くてもケトアシドーシスの可能性があるので、血中ケトン体を確認すること（糖質の摂取量が少ない場合にはケトーシスが助長される）。

- 本剤投与後、薬疹を疑わせる紅斑などの皮膚症状が認められた場合には速やかに投与を中止し、皮膚科にコンサルトすること。また、必ず副作用報告を行うこと。

- 尿路感染、性器感染については、適宜問診や検査を行って発見に努めること。問診では質問紙の活用も推奨される。発見時には泌尿器科や婦人科にコンサルトすること。

【補遺1】
他薬剤とのアウトカム比較

　DPP-4阻害薬よりも死亡リスクを有意に低下させるというメタアナリシス[19]があるものの、含まれている研究の多くは死亡を一次エンドポイントとしたものではなく、追跡期間も長くないため、慎重に解釈しなければならない。

　GLP-1受容体作動薬と比較して心不全入院リスクが有意に低いことも、メタアナリシスで報告されている[20]。ただし、直接対決ではないため対象者が異なることに気を付けよう。

【補遺2】
1型糖尿病への適用

　現在日本ではイプラグリフロジンとダパグリフロジンが、1型糖尿病に対してインスリン療法への上乗せ投与を承認されている。SGLT1/2阻害薬ソタグリフロジン（日本未承認）の血糖コントロールや体重管理に関する有効性も報告されている[21]。

　低血糖時にも持効型インスリン注射を中断しないよう指導すること。糖尿病ケトアシドーシス（DKA）リスク増加の可能性があることにも注意して慎重投与すべきである。

【文献】

[1] Zinman B, Wanner C, Lachin JM, et al. Empagliflozin, Cardiovascular Outcomes, and Mortality in Type 2 Diabetes. N Engl J Med. 2015;373:2117-28.

[2] Kaku K, Lee J, Mattheus M, et al. Empagliflozin and Cardiovascular Outcomes in Asian Patients With Type 2 Diabetes and Established Cardiovascular Disease- Results From EMPA-REG OUTCOME. Circ J. 2017;81:227-34.

[3] Neal B, Perkovic V, Mahaffey KW, et al. Canagliflozin and Cardiovascular and Renal Events in Type 2 Diabetes. N Engl J Med. 2017;377:644-57.

[4] American Diabetes Association. Standards of Medical Care in Diabetes-2019. Diabetes Care. 2019;42:S1-S193.

[5] Wiviott SD, Raz I, Bonaca MP, et al. Dapagliflozin and Cardiovascular Outcomes in Type 2 Diabetes. N Engl J Med. 2019;380:347-57.

[6] Wiviott SD, Raz I, Bonaca MP, et al. The design and rationale for the Dapagliflozin Effect on Cardiovascular Events (DECLARE)-TIMI 58 Trial. Am Heart J. 2018;200:83-9.

[7] 能登洋、スペシャリストの視点―糖尿病・代謝―第10回、SGLT2阻害薬による心血管リスク抑制効果：3剤目はネガティブスタディ、https://www.m3.com/clinical/news/645644、2018.

[8] Zelniker TA, Wiviott SD, Raz I, et al. SGLT2 inhibitors for primary and secondary prevention of cardiovascular and renal outcomes in type 2 diabetes: a systematic review and meta-analysis of cardiovascular outcome trials. Lancet. 2019;393:31-9.

[9] Davies MJ, D'Alessio DA, Fradkin J, et al. Management of Hyperglycemia in Type 2 Diabetes, 2018. A Consensus Report by the American Diabetes Association (ADA) and the European Association for the Study of Diabetes (EASD). Diabetes Care. 2018;41:2669-701.

[10] Birkeland KI, Jorgensen ME, Carstensen B, et al. Cardiovascular mortality and morbidity in patients with type 2 diabetes following initiation of sodium-glucose co-transporter-2 inhibitors versus other glucose-lowering drugs (CVD-REAL Nordic): a multinational observational analysis. Lancet Diabetes Endocrinol. 2017;5:709-17.

[11] Kosiborod M, Cavender MA, Fu AZ, et al. Lower Risk of Heart Failure and Death in Patients Initiated on Sodium-Glucose Cotransporter-2 Inhibitors Versus Other Glucose-Lowering Drugs: The CVD-REAL Study (Comparative Effectiveness of Cardiovascular Outcomes in New Users of Sodium-Glucose Cotransporter-2 Inhibitors). Circulation. 2017;136:249-59.

[12] Persson F, Nystrom T, Jorgensen ME, et al. Dapagliflozin is associated with lower risk of cardiovascular events and all-cause mortality in people with type 2 diabetes (CVD-REAL Nordic) when compared with dipeptidyl peptidase-4 inhibitor therapy: A multinational observational study. Diabetes Obes Metab. 2018;20:344-51.

[13] Patorno E, Goldfine AB, Schneeweiss S, et al. Cardiovascular outcomes associated with canagliflozin versus other non-gliflozin antidiabetic drugs: population based cohort study. BMJ. 2018;360:k119.

[14] Kosiborod M, Lam CSP, Kohsaka S, et al. Cardiovascular Events Associated With SGLT-2 Inhibitors Versus Other Glucose-Lowering Drugs: The CVD-REAL 2 Study. J Am Coll Cardiol. 2018;71:2628-39.

[15] Udell JA, Yuan Z, Rush T, et al. Cardiovascular Outcomes and Risks After Initiation of a Sodium Glucose Cotransporter 2 Inhibitor: Results From the EASEL Population-Based Cohort Study (Evidence for Cardiovascular Outcomes With Sodium Glucose Cotransporter 2 Inhibitors in the Real World). Circulation. 2018;137:1450-9.

[16] Zelniker TA, Wiviott SD, Raz I, et al. Comparison of the Effects of Glucagon-Like Peptide Receptor Agonists and Sodium-Glucose Cotransporter 2 Inhibitors for Prevention of Major Adverse Cardiovascular and Renal Outcomes in Type 2 Diabetes Mellitus. Circulation. 2019;139:2022-31.

[17] Wanner C, Inzucchi SE, Zinman B. Empagliflozin and Progression of Kidney Disease in Type 2 Diabetes. N Engl J Med. 2016;375:1801-2.

[18] Perkovic V, Jardine MJ, Neal B, et al. Canagliflozin and Renal Outcomes in Type 2 Diabetes and Nephropathy. N Engl J Med. 2019;380:2295-306.

[19] Zheng SL, Roddick AJ, Aghar-Jaffar R, et al. Association Between Use of Sodium-Glucose Cotransporter 2 Inhibitors, Glucagon-like Peptide 1 Agonists, and Dipeptidyl Peptidase 4 Inhibitors With All-Cause Mortality in Patients With Type 2 Diabetes: A Systematic Review and Meta-analysis. JAMA. 2018;319:1580-91.

[20] Hussein H, Zaccardi F, Khunti K, et al. Cardiovascular efficacy and safety of sodium-glucose co-transporter-2 inhibitors and glucagon-like peptide-1 receptor agonists: a systematic review and network meta-analysis. Diabet Med. 2019;36:444-52.

[21] Musso G, Gambino R, Cassader M, et al. Efficacy and safety of dual SGLT 1/2 inhibitor sotagliflozin in type 1 diabetes: meta-analysis of randomised controlled trials. BMJ. 2019;365:l1328.

9

α-グルコシダーゼ阻害薬

メタアナリシスで有意差あれど

　本章では、食後高血糖改善薬であるα-GIのエビデンスについて検証していこう。果たして、血糖スパイク是正の効果はいかに？

　食後高血糖は、心血管疾患や死亡のリスクファクターである。ではα-GIにより食後高血糖を改善すると、大血管症リスクは低下するだろうか？

　α-GIは腸管での糖の分解を抑制して吸収を遅延させることで、食後高血糖を改善する。また、体重増加を来さず、単剤では低血糖を起こしにくい（ただし低血糖発症時にはグルコースを投与すること）特長があり、大血管症や死亡のリスク低下が理論的に期待される。実際、α-GIは心筋梗塞リスクを低下させる可能性を示すRCTのメタアナリシスがある[1]。

　まずはこのエビデンス[1]を、その妥当性と臨床意義に関して査読してみ

よう。7件のアカルボースによる介入研究のメタアナリシスにより、大血管症の相対リスク（ハザード比）は0.65（95％信頼区間：0.48-0.88、p＝0.0061）と有意な低下が認められた（図1）。

通常、RCTのメタアナリシスは最高のエビデンスレベルに位置付けられる。しかし、このメタアナリシスには深刻なピットフォールがいくつかある。

まず、「エビデンスレベルが高い」といって、メタアナリシスをうのみにしてはいけない。このメタアナリシスでは7件のRCTが対象として解析されているが、個々の研究を検証すると3件は未発表（しかも、そのうち2件は製薬企業がデータを提供）であることから、その妥当性は低いどころか評価しようがない[2-4]。

実際、日本糖尿病学会の診療ガイドラインでは、エビデンスレベル「なし」と位置付けている。「玉石混交」のメタアナリシスはレベルが"石"レベルに低下し、読む価値が小さいことに注意する。質の高いCochrane Libraryでのメタアナリシスは、アカルボースについて「合併症予防や予後改善の効果は不詳」と結論付けている[5]。メタアナリシスでは個々の研究の出典と妥当性を確認する必要があることを肝に銘じ、「羊頭狗肉」に気を付けたい。

次の注意点は、臨床的効果の大きさである。統計学的に有意差があっても、臨床的に意義があるとは限らない。発症リスクは約3分の2と顕著に低下しているが、図1の縦軸（未発症率）の目盛りは約80〜100％の範囲しかない。臨床的効果の大きさの指標となる絶対的なリスク差は数パーセント程度であり、著効とはいいがたい。この図のような「針小棒大」にも気を付けないと、客観的判断はできない。

第9章　α-グルコシダーゼ阻害薬　メタアナリシスで有意差あれど

図1　アカルボースによる2型糖尿病患者での大血管症予防効果のメタアナリシス[1]
縦軸が「未発症率」であることに注意。

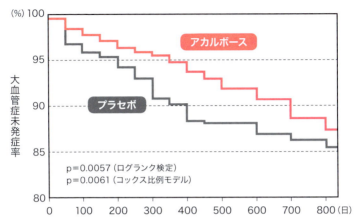

🔲 血管合併症の予防効果は「不詳」

　続いて、耐糖能異常者を対象としたアカルボースのエビデンスを検証してみよう。STOP-NIDDM[6]は、約1400人の耐糖能異常者をアカルボース投与群またはプラセボ投与群にランダムに割り付けたRCTであり（平均追跡期間3.3年）、一次エンドポイントは糖尿病への移行率である。大血管症発症率は二次エンドポイントであり、そのハザード比は0.51（95％信頼区間：0.28-0.95、$p = 0.03$）、絶対リスク低下は2.5％だった（図2）。

　このエビデンスを評価する際の最重要点は、二次エンドポイントの位置付けである。二次エンドポイントや後付け解析は仮説を検証するものではなく、提唱する"オマケ"に過ぎない（総論2参照）[7-10]。二次エンドポイントを一次エンドポイントとして設定し研究をやり直したところ、有意差がなかった事例もある（総論2参照、詳細は推薦図書1、2参照）。通常、研

137

図2 アカルボースによる耐糖能異常者での大血管症予防効果（二次エンドポイント）[6]

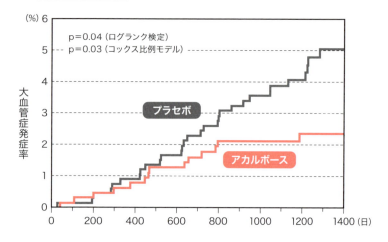

究で実証できるエンドポイントは一次エンドポイント1つだけである。さらに、図が先の事例と同様に「針小棒大」であることや、服薬中断率も24％と高率であることから妥当性が低く、結果については大きく割り引いて解釈する必要がある。

なお、中国人耐糖能異常者の二次予防効果を検証したRCTもある[11]。この研究の一次エンドポイントは心血管イベントであるが、プラセボと比較して有意差を認めなかった。対象者層が異なるものの、やはりしょせん仮説の提唱にとどまったことになる。

このように、リスクファクターは病因であるとは限らないため、疫学研究から予測される結果と現実の介入結果は、必ずしも合致しない。治療の対象は患者であり検査値ではないことを、繰り返し強調したい。

以上より、α-GIの血管合併症予防に関する有効性は、現時点では不詳である（214ページ再掲載**図表A**参照）。また、日本で処方可能なボグリボースやミグリトールには、臨床アウトカムを評価したエビデンスはない。他薬剤による食後高血糖是正を介した大血管症予防効果については、第6～12章を参照してほしい。

【推薦図書】

[1]　やさしいエビデンスの読み方・使い方、能登洋、南江堂、2010.
[2]　2週間でマスターするエビデンスの読み方・使い方のキホン、能登洋、南江堂、2013.

【文献】

[1]　Hanefeld M, Cagatay M, Petrowitsch T, et al. Acarbose reduces the risk for myocardial infarction in type 2 diabetic patients: meta-analysis of seven long-term studies. Eur Heart J. 2004;25:10-6.
[2]　Pocock SJ, Ware JH. Translating statistical findings into plain English. Lancet. 2009;373:1926-8.
[3]　Davey Smith G, Egger M. Meta-analysis. Unresolved issues and future developments. BMJ. 1998;316:221-5.
[4]　Lexchin J, Bero LA, Djulbegovic B, et al. Pharmaceutical industry sponsorship and research outcome and quality: systematic review. BMJ. 2003;326:1167-70.
[5]　Van de Laar FA, Lucassen PL, Akkermans RP, et al. Alpha-glucosidase inhibitors for type 2 diabetes mellitus. Cochrane Database Syst Rev. 2005:CD003639.
[6]　Chiasson JL, Josse RG, Gomis R, et al. Acarbose for prevention of type 2 diabetes mellitus: the STOP-NIDDM randomised trial. Lancet. 2002;359:2072-7.
[7]　Freemantle N. Interpreting the results of secondary end points and subgroup analyses in clinical trials: should we lock the crazy aunt in the attic? BMJ. 2001;322:989-91.
[8]　Freemantle N. How well does the evidence on pioglitazone back up researchers' claims for a reduction in macrovascular events? BMJ. 2005;331:836-8.
[9]　山崎力、医学統計ライブスタイル、サイカス、2009.
[10]　桑島巌、大規模試験とその報道のあり方、週刊医学界新聞 2722号、2007.
[11]　Holman RR, Coleman RL, Chan JCN, et al. Effects of acarbose on cardiovascular and diabetes outcomes in patients with coronary heart disease and impaired glucose tolerance (ACE): a randomised, double-blind, placebo-controlled trial. Lancet Diabetes Endocrinol. 2017;5:877-86.

10

チアゾリジン薬
大血管症予防効果の真相は

　チアゾリジン薬であるピオグリタゾンは、PPAR（peroxisome proliferator-activated receptor）-γを活性化させ、末梢組織（主に筋肉）におけるインスリン抵抗性を改善する。単剤では低血糖を起こしにくい。効果発現および消失には、それぞれ6〜12週間かかる。理論的にも代用エンドポイント研究上でも大血管症予防が期待されるが、果たして現実はどうだろうか。

　いまだに誤解されていることが多いが、ピオグリタゾンの大血管症抑制効果は実証されていない。欧州人を対象としたPROactive[1]は大血管症の二次予防を検証したRCTで、試験計画時点の妥当性は高い。しかし本研究は、一次エンドポイントでは有意差を認めなかったネガティブスタディーである（図1）。二次エンドポイントや後付け解析で有意差を捻出しているが（しかも統計操作あり）[2]、二次エンドポイントや後付け解析は

図1 PROactiveの結果（一次エンドポイント）[3]

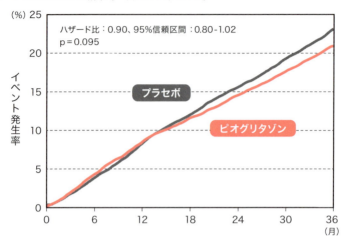

仮説を実証するものではなく、通常は仮説を示唆する"オマケ"に過ぎない[3]（総論2参照）。研究で実証できるエンドポイントは、一次エンドポイントだけである。特に、後付け解析はバイアスが大きい[4]（＝後出しジャンケン）ため、かなり割り引いて読む必要がある。

なお、米国のピオグリタゾンの添付文書には、「心筋梗塞が増加することなく血糖値が低下した」（すなわち、心筋梗塞は減らなかった）と記載されている。また、Cochrane Libraryには、PROactiveの結果は「仮説提唱に過ぎず、追試が必要」と明記されている[5]。有意差があったとされる二次エンドポイントが先走りしていることがいまだにあるが、"オマケ"につられて「朝三暮四」とならないように注意したい。

🔲 羊頭狗肉にご用心

米国医師会雑誌（JAMA）に掲載されたメタアナリシスでは、大血管

症の有意な発症抑制を認めているが[6]、このメタアナリシスに含まれる個々の研究データは、製薬企業が提供したことが明記されており（未発表データも含む）、しかもPROactiveの二次エンドポイントを確信犯的に使用しているため、極めてバイアスが高く読む価値はない。実際、この文献が引用されることはほとんどなく、日本糖尿病学会の診療ガイドラインでは、エビデンスレベル「なし」との烙印が押されていた[7]。Cochrane Library[5]やその後のメタアナリシス[8,9]では、有意差は認められていない。このようにメタアナリシスといえども「羊頭狗肉」のことがあるため、うのみにせず、個々の研究の出典と妥当性を確認するよう心掛けたい。

ピオグリタゾンの代表エビデンスとして、国内でもPROactiveでの「有意差」を信じ続けている人がいる。では、日本人を対象としたピオグリタゾンによる大血管症予防RCTはあるだろうか？

答えは「○」である。しかも、日本人対象のれっきとしたRCTが2件もある。そして、やはりどちらも有意差はなかった。

2009年発表のエビデンスでは、日本人2型糖尿病患者（平均HbA1c 7.6％、平均年齢58歳、男性63％、大血管症既往8％）約600人を、ピオグリタゾン投与群または非投与群にランダムに割り付け、2.5〜4年間追跡した。その結果、一次エンドポイントである大血管症予防効果に、有意差を認めなかった（図2）[10]。さらに、死亡率はピオグリタゾン群の方が高率だった（投与群1.00％ vs. 非投与群0.30％）。

続いて2014年に発表されたPROFIT-Jでは、日本人約520人をピオグリタゾン群または非ピオグリタゾン群にランダムに割り付けて、約1.8年間追跡した。こちらも大血管症（死亡を含む複合エンドポイント）の予防効果に、有意差はなかった（図3）[11]。

図2 ピオグリタゾンによる大血管症予防効果（日本人対象）[10]

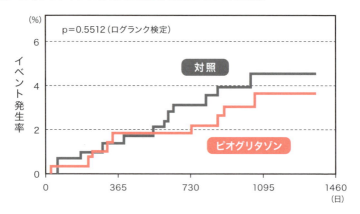

図3 ピオグリタゾンによる大血管症予防効果（PROFIT-J、日本人対象）[11]

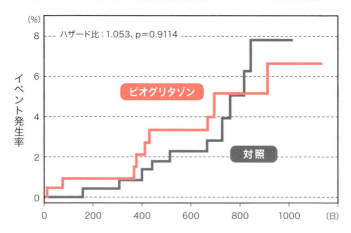

では、血中インスリン濃度を上昇させるSU薬と、低下させる本剤の比較結果はどうだろうか。ピオグリタゾンとSU薬をランダムに割り付けたTOSCA.ITでも、心血管疾患リスクは両者に有意差を認めなかった[12]（第7章参照）。

このように国内外で再現性をもって、ピオグリタゾンによる有意な大血管症リスク低下は示されていない。

糖尿病治療薬としての位置付けは

ピオグリタゾンにより動脈硬化が退縮するという報告もあるが[13]、これは代用エンドポイントによる評価であり、臨床アウトカムによる評価ではない（総論2参照）。実際、動脈硬化の画像評価は予後判定の予測因子としては有用だが、治療後の効果判定マーカーとしては有用性が実証されていない[14,15]。

ピオグリタゾンの副作用としては、体重増加、心不全、骨折、膀胱癌、黄斑浮腫に注意が必要である。特に骨折は、2型糖尿病でそもそもリスクが高まるだけでなく、一般に死亡率を高めるリスクファクターとして近年注目されている。膀胱癌のリスク増加についてのデータは限定的で、現在も研究が進められているが、販売禁止となった国もある。

処方する場合には、添付文書や「患者向医薬品ガイド」に基づいた対応が必要である（**表1**）。大血管症予防の無効性（214ページ再掲**図表A**参照）および諸重篤有害事象を鑑み、新規処方する場合は他に選択薬がなく、インスリン抵抗性が高い症例に限定することが望ましいであろう[16]。

表1 膀胱癌に関するアクトス添付文書の記載（抜粋）

1) 膀胱癌治療中の患者には投与を避けること。また、特に、膀胱癌の既往を有する患者には本剤の有効性および危険性を十分に勘案した上で、投与の可否を慎重に判断すること。

2) 投与開始に先立ち、患者またはその家族に膀胱癌発症のリスクを十分に説明してから投与すること。また、投与中に血尿、頻尿、排尿痛などの症状が認められた場合には、直ちに受診するよう患者に指導すること。

3) 投与中は定期的に尿検査などを実施し、異常が認められた場合には、適切な処置を行うこと。また、投与終了後も継続して、十分な観察を行うこと。

【文献】

[1] Dormandy JA, Charbonnel B, Eckland DJ, et al. Secondary prevention of macrovascular events in patients with type 2 diabetes in the PROactive Study (PROspective pioglitAzone Clinical Trial In macroVascular Events): a randomised controlled trial. Lancet. 2005;366:1279-89.

[2] 能登洋、やさしいエビデンスの読み方・使い方、南江堂、2010.

[3] Freemantle N. How well does the evidence on pioglitazone back up researchers' claims for a reduction in macrovascular events? BMJ. 2005;331:836-8.

[4] Betteridge DJ, DeFronzo RA, Chilton RJ. PROactive: time for a critical appraisal. Eur Heart J. 2008;29:969-83.

[5] Richter B, Bandeira-Echtler E, Bergerhoff K, et al. Pioglitazone for type 2 diabetes mellitus. Cochrane Database Syst Rev. 2006:CD006060.

[6] Lincoff AM, Wolski K, Nicholls SJ, et al. Pioglitazone and risk of cardiovascular events in patients with type 2 diabetes mellitus: a meta-analysis of randomized trials. JAMA. 2007;298:1180-8.

[7] 日本糖尿病学会、科学的根拠に基づく糖尿病診療ガイドライン2013、南江堂、2013.

[8] Selvin E, Bolen S, Yeh HC, et al. Cardiovascular outcomes in trials of oral diabetes medications: a systematic review. Arch Intern Med. 2008;168:2070-80.

[9] Mannucci E, Monami M, Lamanna C, et al. Pioglitazone and cardiovascular risk. A comprehensive meta-analysis of randomized clinical trials. Diabetes Obes Metab. 2008;10:1221-38.

[10] Kaku K, Daida H, Kashiwagi A, et al. Long-term effects of pioglitazone in Japanese patients with type 2 diabetes without a recent history of macrovascular morbidity. Curr Med Res Opin. 2009;25:2925-32.

[11] Yoshii H, Onuma T, Yamazaki T, et al. Effects of pioglitazone on macrovascular events in patients with type 2 diabetes mellitus at high risk of stroke: the PROFIT-J study. J Atheroscler Thromb. 2014;21:563-73.

[12] Vaccaro O, Masulli M, Nicolucci A, et al. Effects on the incidence of cardiovascular events of the addition of pioglitazone versus sulfonylureas in patients with type 2 diabetes inadequately controlled with metformin (TOSCA.IT): a randomised, multicentre trial. Lancet Diabetes Endocrinol. 2017;5:887-97.

[13] Nissen SE, Nicholls SJ, Wolski K, et al. Comparison of pioglitazone vs glimepiride on progression of coronary atherosclerosis in patients with type 2 diabetes: the PERISCOPE randomized controlled trial. JAMA. 2008;299:1561-73.

[14] Costanzo P, Perrone-Filardi P, Vassalo E, et al. Does carotid intima-media thickness regression predict reduction of cardiovascular events? A meta-analysis of 41 randomized trials. J Am Coll Cardiol. 2010;56:2006-20.

[15] Lorenz MW, Polak JF, Kavousi M, et al. Carotid intima-media thickness progression to predict cardiovascular events in the general population (the PROG-IMT collaborative project): a meta-analysis of individual participant data. Lancet. 2012;379:2053-62.

[16] 日本糖尿病・生活習慣病ヒューマンデータ学会、糖尿病標準診療マニュアル（一般診療所・クリニック向け）第15版、http://human-data.or.jp、2019.

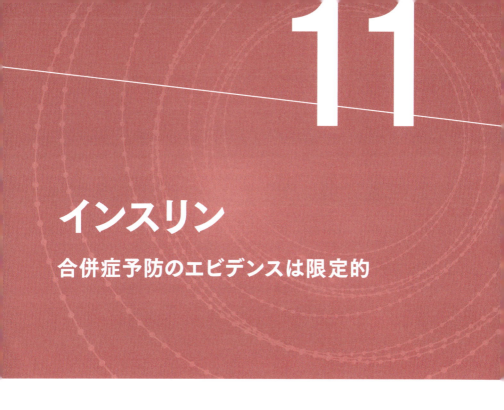

11

インスリン
合併症予防のエビデンスは限定的

　インスリンが治療薬として製品化され、約100年が経過した。経口糖尿病治療薬よりも長い歴史がありながら、注射薬であることや血中インスリン濃度上昇による動脈硬化惹起作用の懸念などから、医師・患者ともに使用に対する抵抗感があり、合併症予防に関するエビデンスは近年までほとんどなかった。インスリンによる細小血管症リスク低下に関しては、1型糖尿病[1]だけでなく、2型糖尿病でもUKPDS[2]やKumamotoスタディー[3]などのRCTで実証されている。

　では、インスリンの大血管症予防効果はRCTで実証されているだろうか。答えは「×」である。観察研究では効果が示唆されているが、RCTでは有意な効果は実証されていない。インスリンは、理論上は動脈硬化惹起作用を有するため、インスリン療法により大血管症のリスクが増加する可能性が以前は指摘されていた。しかし、以下に示すエビデンスで、その懸念は

否定的となった。ただし、インスリン療法で大血管症リスクが有意に減少することは実証されていない。血糖コントロール改善による予防効果が、インスリンによる動脈硬化促進作用で相殺されている可能性がある。

　英国で行われたUKPDSでは、RCT期間中には有意差は認めず、その後の延長観察期間を含む最大30年間の追跡で、ようやく有意差を認めた。具体的には、インスリンまたはSU薬による強化療法群と食事療法を中心とした従来療法群で、心筋梗塞の罹患率はそれぞれ16.8％、19.6％（リスク比：0.85、95％信頼区間：0.74-0.97、p＝0.01）という結果で、インスリンとSU薬の結果はほぼ同等であった[4]（図1、第7章参照）。出だしはRCTであるが、延長期間は観察研究である。

　このようなハイブリッドデザインの場合、一般にレベルの低い方の研究デザインを採択するので、この研究は全体として観察研究と見なされる。観察研究ではバイアスの余地が小さくないため、効果は「実証」ではなく「示唆」にとどまる。また、リスク比（両罹患率の割り算）は15％低下しているが、リスク差（引き算）は30年間でわずか2.8％である。すなわち、100人の患者に30年間投薬して約3人が心筋梗塞を予防できる（30年間のNNTは36人）ことになり、この効果の大きさはメトホルミンと比較して圧倒的に小さいことに気を付けたい。

　続いて、RCTのエビデンスはどうか。ORIGIN[5]では大血管症リスクの高い糖代謝異常者約1万2500人（糖尿病患者88％）を、基礎インスリン（グラルギン）療法群または標準療法群にランダムに割り付け、6年間追跡した。大血管および心血管死亡の発症リスクは、基礎インスリン療法群の2.94/100人・年に対して標準療法群が2.85/100人・年（ハザード比：1.02、95％信頼区間：0.94-1.11、p＝0.63）であり（図2）、インスリン療法による大血管症リスク増加は否定的であると実証された。ただし、有意なリスク低下も示されなかった。

第11章　インスリン　合併症予防のエビデンスは限定的

図1　インスリンまたはSU薬による強化療法と従来療法を比較したUKPDSの結果[4]

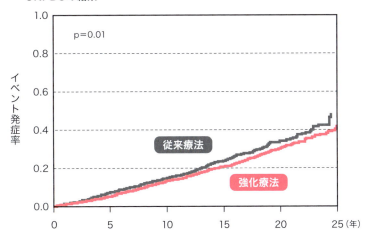

図2　基礎インスリン療法と標準療法を比較したORIGINの結果[5]

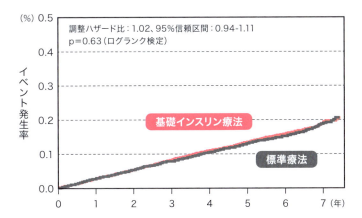

さらにこの研究を数年間延長観察した研究結果でも、大血管症および心血管死の発症リスクは基礎インスリン療法群と標準療法群間で有意差を認めず、インスリン療法による大血管症リスク増加は改めて否定的であるとともに、有意なイベント抑制も再び示されなかった[6]。

◉ 高インスリン血症は本当に大丈夫か

　次に、インスリン療法とチアゾリジン薬の比較を見てみよう。前者は血中インスリン濃度を高め、後者はインスリン抵抗性を改善することで血中インスリン濃度を下げる。

　BARI 2Dでは約2400人の冠動脈疾患を合併した2型糖尿病患者が、インスリン群またはチアゾリジン薬群（日本未発売のロシグリタゾン）にランダムに割り付けられた。5年間の追跡で、死亡率、大血管症発生率とも、2群間で有意差はなかった[7]（図3）。インスリンによる大血管症リスクの増加は、臨床上はやはり否定的だ。

　なお、ロシグリタゾンは心筋梗塞のリスクを高める可能性が指摘されたために欧米では処方規制されていたが、データ再解析によってそのリスクは否定的となり、米国では2013年に処方規制が緩和された。

　同じく、血中インスリン濃度を高めるSU薬とチアゾリジン薬（ピオグリタゾン）を比較したRCTであるTOCSA.IT[8]（有意差なし）については、第7章を参照してほしい。

第11章　インスリン　合併症予防のエビデンスは限定的

図3　インスリンとロシグリタゾンを比較したBARI 2Dの結果[7]

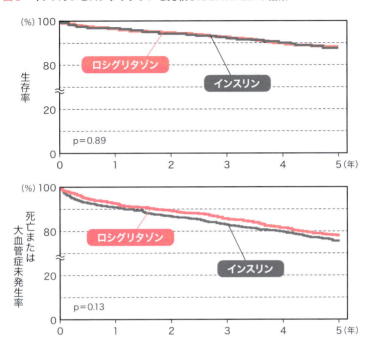

図4　インスリンによる食後高血糖是正効果を検証したHEART2Dの結果[10]

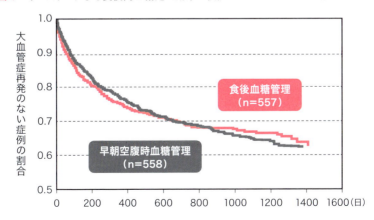

153

食後高血糖是正による効果は

　食後高血糖は、大血管症や死亡のリスクファクターである[9]（第9章参照）。では、インスリンによる食後高血糖の是正介入の結果はどうか。HEART2Dでは心筋梗塞後の2型糖尿病患者約1120人が、食後血糖管理群（超速効型インスリンアナログ毎食前投与）または早朝空腹時血糖管理群（中間型・持効型インスリンアナログ投与）に、ランダムに割り付けられた。約3年追跡した時点で、大血管発症リスクに有意差を認めないために中断された（**図4**）[10]。

　この研究はRCTである上に到達HbA1cは両群で同等であり、効果比較検証の妥当性は高い。リスクファクターは病因であるとは限らないので、リスクファクターを是正してもアウトカムが改善するとは限らないことを示すエビデンスである。他薬剤による食後高血糖是正を介した大血管症予防効果については、第6〜12章を参照してほしい。

　このように、インスリン治療による大血管症リスク低下を実証するRCTは、現時点ではない（214ページ再掲**図表A**参照）。代表的なインスリン製剤を**表1**に挙げた。

　一方で、低血糖や体重増加にも気を付けたい。持効型インスリン（ランタス、グラルギンバイオシミラー、レベミル、トレシーバ、ランタスXR）を一括比較したネットワークメタアナリシス[11]では、血糖コントロール、低血糖リスク、体重増加に関して、持効型インスリン製剤間に明らかな臨床的差異は示されていない。

第11章　インスリン　合併症予防のエビデンスは限定的

表1　代表的なインスリン製剤

商品名	インスリン注入量※	発現時間	最大作用時間	持続時間
超速効型				
アピドラ注ソロスター	1〜80U	15分未満	30分〜1.5時間	3〜5時間
ノボラピッド注フレックスタッチ	1〜80U	10〜20分	1〜3時間	3〜5時間
ノボラピッド注フレックスペン	1〜60U	10〜20分	1〜3時間	3〜5時間
ヒューマログ注ミリオペン	1〜60U	15分未満	30分〜1.5時間	3〜5時間
速効型				
ノボリンR注フレックスペン	1〜60U	約30分	1〜3時間	約8時間
ヒューマリンR注ミリオペン	1〜60U	30分〜1時間	1〜3時間	5〜7時間
中間型				
ノボリンN注フレックスペン	1〜60U	約1.5時間	4〜12時間	約24時間
ヒューマリンN注ミリオペン	1〜60U	1〜3時間	8〜10時間	18〜24時間
ヒューマログN注ミリオペン	1〜60U	30分〜1時間	2〜6時間	18〜24時間
持効型				
トレシーバ注フレックスタッチ	1〜80U		明らかなピークなし	>42時間
ランタス注ソロスター／インスリングラルギンBS注ミリオペン「リリー」／インスリングラルギンBS注キット「FFP」	1〜80U	1〜2時間	明らかなピークなし	約24時間
ランタスXR注ソロスター	1〜80U	1〜2時間	明らかなピークなし	>24時間
レベミル注フレックスペン	1〜60U	約1時間	3〜14時間	約24時間

※ 最少単位刻みはいずれも1U。

【文献】

[1] Effect of intensive blood-glucose control with metformin on complications in overweight patients with type 2 diabetes (UKPDS 34). UK Prospective Diabetes Study (UKPDS) Group. Lancet. 1998;352:854-65.

[2] Intensive blood-glucose control with sulphonylureas or insulin compared with conventional treatment and risk of complications in patients with type 2 diabetes (UKPDS 33). UK Prospective Diabetes Study (UKPDS) Group. Lancet. 1998;352:837-53.

[3] Ohkubo Y, Kishikawa H, Araki E, et al. Intensive insulin therapy prevents the progression of diabetic microvascular complications in Japanese patients with non-insulin-dependent diabetes mellitus: a randomized prospective 6-year study. Diabetes Res Clin Pract. 1995;28:103-17.

[4] Holman RR, Paul SK, Bethel MA, et al. 10-year follow-up of intensive glucose control in type 2 diabetes. N Engl J Med. 2008;359:1577-89.

[5] ORIGIN Trial Investigators, Gerstein HC, Bosch J, et al. Basal insulin and cardiovascular and other outcomes in dysglycemia. N Engl J Med. 2012;367:319-28.

[6] ORIGIN Trial Investigators. Cardiovascular and Other Outcomes Postintervention With Insulin Glargine and Omega-3 Fatty Acids (ORIGINALE). Diabetes Care. 2016;39:709-16.

[7] Frye RL, August P, Brooks MM, et al. A randomized trial of therapies for type 2 diabetes and coronary artery disease. N Engl J Med. 2009;360:2503-15.

[8] Vaccaro O, Masulli M, Nicolucci A, et al. Effects on the incidence of cardiovascular events of the addition of pioglitazone versus sulfonylureas in patients with type 2 diabetes inadequately controlled with metformin (TOSCA.IT): a randomised, multicentre trial. Lancet Diabetes Endocrinol. 2017;5:887-97.

[9] Nakagami T. Hyperglycaemia and mortality from all causes and from cardiovascular disease in five populations of Asian origin. Diabetologia. 2004;47:385-94.

[10] Raz I, Wilson PW, Strojek K, et al. Effects of prandial versus fasting glycemia on cardiovascular outcomes in type 2 diabetes: the HEART2D trial. Diabetes Care. 2009;32:381-6.

[11] Madenidou AV, Paschos P, Karagiannis T, et al. Comparative Benefits and Harms of Basal Insulin Analogues for Type 2 Diabetes: A Systematic Review and Network Meta-analysis. Ann Intern Med. 2018;169:165-74.

12

GLP-1受容体作動薬
食い違う大血管症予防効果

　GLP-1などのインクレチンは、食後に腸管から分泌されるペプチドである。GLP-1受容体作動薬はインクレチン作用を発揮する薬剤（**表1**）で、血糖依存的なインスリン分泌促進、グルカゴン分泌抑制、胃内容排出遅延、満腹感促進などを示す。単剤では低血糖を起こしにくく、体重減少効果が期待できる点でも期待が大きい。インスリンとの併用療法も有効である。ただし、インスリンの代替薬ではなく、DPP-4阻害薬との併用は避ける。

　現時点で、プラセボと比較したRCTが6報発表されている。いずれもメトホルミンに上乗せしている。リラグルチド、アルビグルチド、デュラグルチドの各1報では心血管イベントリスクの有意な低下（優越性）を認めたが、他の3剤3報では非劣性の立証にとどまっている。まずは統計学的有意差を認めたエビデンスを、批判的に吟味してみよう。全てのグラフが針小棒大になっていることにも、特に気を付けたい。

(1) リラグルチド（LEADER試験、図1）

　LEADER[1]は、心血管疾患ハイリスクの2型糖尿病患者（9340人）をリラグルチド群またはプラセボ群にランダムに割り付け、3.8年（中央値）追跡した非劣性試験（非劣性マージン：1.3）である。リラグルチド群のハザード比は0.87（95％信頼区間：0.78-0.97）で、非劣性が確認された。さらに、事前に設定されていた手順で、優越性検定において有意差も認めた。

　ただし、絶対リスクはわずかな差（総論2参照）であることに気を付けよう。なお、日本の当初の承認用量は最大0.9mg/日だったが、2019年5月から日本でも最大1.8mg/日の投与が可能となり、LEADERにおける投与量と同じになった。

(2) セマグルチド（SUSTAIN-6試験、図2）

　SUSTAIN-6[2]は、心血管疾患ハイリスクの2型糖尿病患者（3297人）をセマグルチド群（週1回投与、日本では承認されたが、まだ薬価未収載）またはプラセボ群にランダムに割り付け、2.1年（中央値）追跡した非劣性試験（非劣性マージン：1.8）。セマグルチド群のハザード比は0.74（95％信頼区間：0.58-0.95）で、非劣性が確認された。

　ここで注意。非劣性マージンは1.8に設定されたが、1.8倍までのリスクを許容するというのは非臨床的ではないだろうか。また、優越性も認めたことになっているが、これはしょせん後付け解析（＝後出しジャンケン、総論2参照）なので、仮説の探究程度として読み飛ばすのが正解である。しかも、検定の多重性による偽陽性回避の調整もされていない。

　なお、SUSTAIN-6ではセマグルチド群の方で網膜症リスクが有意に高値だった（ハザード比：1.76、95％信頼区間：1.11-2.78、p＝0.02）。本

第12章　GLP-1受容体作動薬　食い違う大血管症予防効果

表1　日本で発売されているGLP-1受容体作動薬一覧（2019年6月時点）

一般名	エキセナチド	持続性エキセナチド	リラグルチド	リキシセナチド	デュラグルチド
商品名	バイエッタ	ビデュリオン	ビクトーザ	リキスミア	トリルシティ
単独療法	×	×	○	○	○
併用薬制限	以下の組み合わせに限定 • SU • SU＋BG • SU＋TZD	以下の組み合わせに限定 • SU　• BG • TZD • SU＋BG • SU＋TZD • BG＋TZD	制約なし	制約なし	制約なし
頻度	2回/日	1回/週	1回/日	1回/日	1回/週
空打ち	開封時	なし	毎回	毎回	なし

SU：スルホニル尿素薬、BG：ビグアナイド薬、TZD：チアゾリジン薬

図1　リラグルチドとプラセボを比較したLEADERの結果[1]

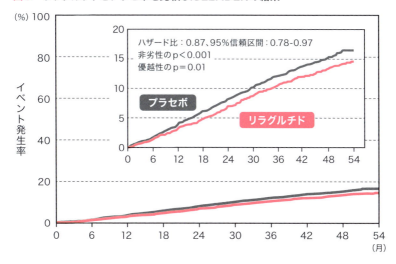

159

薬剤特有の副作用かもしれないし、血糖値が急激に下がった影響かもしれない。

(3) 持続性エキセナチド（EXSCEL試験、図3）

　EXSCEL[3]は、心血管疾患ハイリスクの2型糖尿病患者（1万4752人）を持続性エキセナチド群（週1回投与）またはプラセボ群にランダムに割り付け、3.2年（中央値）追跡した非劣性試験（非劣性マージン：1.3）。持続性エキセナチド群のハザード比は0.91（95％信頼区間：0.83-1.00）で非劣性が確認されたが、優越性検定において有意差は認めなかった。

(4) リキシセナチド（ELIXA試験、図4）

　ELIXA[4]は、冠動脈疾患を有する2型糖尿病患者（6068人）をリキシセナチド群またはプラセボ群にランダムに割り付け、25カ月（中央値）追跡した非劣性試験（非劣性マージン：1.3）。リキシセナチド群のハザード比は1.02（95％信頼区間：0.89-1.17）で非劣性が確認されたが、優越性検定において有意差は認めなかった。

(5) アルビグルチド（Harmony Outcomes試験、図5）

　Harmony Outcomes[5]は、心血管疾患の既往がある2型糖尿病患者（9463人）をアルビグルチド群またはプラセボ群にランダムに割り付け、1.6年（中央値）追跡した非劣性試験（非劣性マージン：1.3）。アルビグルチド群のハザード比は0.78（95％信頼区間：0.68-0.90）で非劣性が確認され、さらに優越性検定において有意差を認めた。

　一次エンドポイントの内訳として、心筋梗塞リスクは有意に低下した（ハザード比：0.75、95％信頼区間：0.61-0.90）が、脳卒中と心血管死亡に

第12章　GLP-1受容体作動薬　食い違う大血管症予防効果

図2　セマグルチドとプラセボを比較したSUSTAIN-6の結果[2]

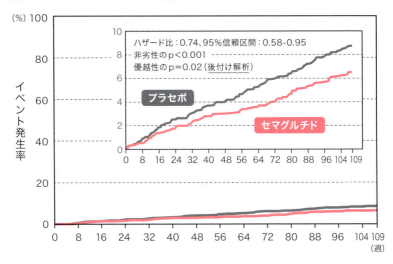

図3　持続性エキセナチドとプラセボを比較したEXSCELの結果[3]

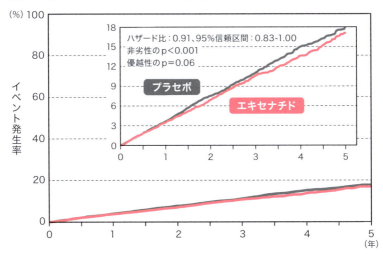

は有意差がなかった。また、総死亡も両群間で有意差を認めなかった。血糖コントロール改善度は微々たるものでありながら、心血管疾患イベントの抑制効果が短期間で顕著になったのは、GLP-1受容体作動薬には血糖降下以外にも多面的な抗動脈硬化作用があるからかもしれない（本研究では脂質は解析していない）。

一方、長期的な効果や安全性は未確立。一次予防効果も不詳であり、過大解釈・過剰期待は禁物だ。なお、本薬剤は論文発表前に、製造会社の事業上の理由で、海外で販売中止となっている（日本では未販売）。

（6）デュラグルチド（REWIND試験、図6）

REWIND[6]は、心血管疾患ハイリスクの2型糖尿病患者（9901人）をデュラグルチド群（週1回投与）またはプラセボ群にランダムに割り付け、5.4年（中央値）追跡した優越性試験である。デュラグルチド群のハザード比は0.88（95%信頼区間：0.79-0.99）で優越性が確認された。他のGLP-1受容体作動薬の研究と比較して、介入期間が長期である点が特徴といえる。

ただし、日本での承認量の倍量が使用されたため、日本人での効果は未知数である。また、同クラスの他剤と同様に、網膜症のリスクが増加したことにも要注意。さらに、腎アウトカムの有意な改善も報告されているが[7]、論文タイトルにも明記されているように、この解析は探究的位置付けであるため過大評価は禁物だ。

第12章 GLP-1受容体作動薬 食い違う大血管症予防効果

図4 リキシセナチドとプラセボを比較したELIXAの結果[4]

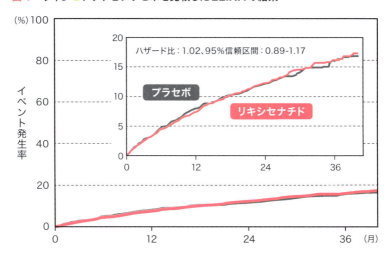

図5 アルビグルチドとプラセボを比較したHarmony Outcomesの結果[5]

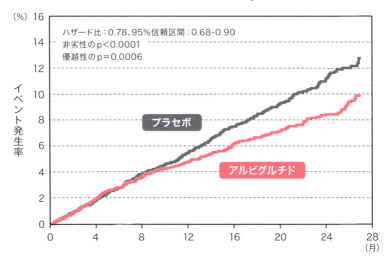

163

🔲 作用時間によって効果は異なるか

　GLP-1受容体作動薬は作用機序の点で、短時間作用型（エキセナチド、リキシセナチド）と長時間作用型（リラグルチド、デュラグルチド）に分類される。両者でインスリン分泌促進作用やグルカゴン分泌抑制作用は共通だが、短時間作用型は胃内容排出遅延作用が比較的強いため食後インスリン必要量が少なくて済み、食後の血糖コントロールに適している。長時間作用型はその逆で、食後インスリン必要量は多くなるが、空腹時の血糖コントロールに適しているとされる。

　実際、前述のように長時間作用型のリラグルチドとデュラグルチドは、心血管イベントのリスクを有意に低下させることが、RCTで実証されている[1,6]（注：前述のようにセマグルチドの効果は実証されていない[2]）。ただし、デュラグルチドは現在の日本での承認量よりも多い1.5mg/週1回で投与されているため、日本で同様の効果が得られるかは未知数である。

　もっとも、同じ長時間作用型でも他剤では心血管疾患抑制効果の再現性は認められず[2,3]、短時間作用型も有意差を認めていない[4]。このような結果の違いは各試験で患者層が異なるためかもしれないが、実臨床では理論（ときに屁理屈）が常に治療結果に反映されるとは限らないことに留意したい。

🔲 糖尿病治療薬としての位置付けは

　心血管イベントのリスク減少のエビデンスがある（214ページ再掲図表A参照）ものの、再現性はまだ乏しく、日本での承認用量とは異なる。注

図6　デュラグルチドとプラセボを比較したREWINDの結果[6]

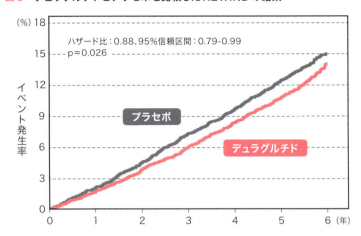

射薬であることと高価であることも勘案すると、一般には、経口薬およびインスリンで血糖コントロールが不十分な症例（215ページ再掲**図表B**参照）や、肥満が著明な症例が適応となるだろう。ただし、大血管症既往者には優先度は比較的高いといえよう。

糖尿病以外の適応の可能性

（1）抗肥満薬として

　リラグルチドとセマグルチドは、2型糖尿病を合併していない肥満者（平均BMI約39）において、体重を有意に減少させることがRCTで実証されている[1,8]。リラグルチドは欧米では抗肥満薬としても承認されている[9]。

（2）心不全治療薬として

　GLP-1受容体作動薬は心保護作用を有する可能性も示唆されていたが、臨床試験ではリラグルチドはプラセボと比較して死亡、心不全入院、NT-proBNP（N末端プロ脳性ナトリウム利尿ペプチド）値の複合エンドポイントに有意差を認めなかった[10]。

　なお、他剤による食後高血糖是正を介した大血管症予防効果については、第6～11章を参照してほしい。

【補遺1】
製剤の進化

　本製剤の使用法に関して、画期的な革新が現実のものとなっている。ウイークリータイプのデバイスには注射針が内蔵され（オートインジェクター）、取り扱いが非常に簡便なものもある。インスリンとの合剤も実用化されている。また、セマグルチドの経口剤も開発されており、短期間（介入期間中央値1.3年）ではあるが、プラセボと比較して心血管イベントのリスクは非劣性であると発表されている[11]。発売されれば服薬アドヒアランスの向上に役立つ可能性がある。

【補遺2】
DPP-4阻害薬とのアウトカム比較

　GLP-1受容体作動薬とSGLT2阻害薬は、DPP-4阻害薬よりも死亡リスクを有意に低下させるというメタアナリシス[12]があるが、含まれている研究の多くは死亡を一次エンドポイントとしたものではなく、追跡期間も長くないため、慎重に解釈しなければならない。

第12章　GLP-1受容体作動薬　食い違う大血管症予防効果

【文献】

[1] Marso SP, Daniels GH, Brown-Frandsen K, et al. Liraglutide and Cardiovascular Outcomes in Type 2 Diabetes. N Engl J Med. 2016;375:311-22.

[2] Marso SP, Bain SC, Consoli A, et al. Semaglutide and Cardiovascular Outcomes in Patients with Type 2 Diabetes. N Engl J Med. 2016;375:1834-44.

[3] Holman RR, Bethel MA, Mentz RJ, et al. Effects of Once-Weekly Exenatide on Cardiovascular Outcomes in Type 2 Diabetes. N Engl J Med. 2017;377:1228-39.

[4] Pfeffer MA, Claggett B, Diaz R, et al. Lixisenatide in Patients with Type 2 Diabetes and Acute Coronary Syndrome. N Engl J Med. 2015;373:2247-57.

[5] Hernandez AF, Green JB, Janmohamed S, et al. Albiglutide and cardiovascular outcomes in patients with type 2 diabetes and cardiovascular disease (Harmony Outcomes): a double-blind, randomised placebo-controlled trial. Lancet. 2018;392:1519-29.

[6] Gerstein HC, Colhoun HM, Dagenais GR, et al. Dulaglutide and cardiovascular outcomes in type 2 diabetes (REWIND): a double-blind, randomised placebo-controlled trial. Lancet. 2019 Jun 7. pii: S0140-6736(19)31149-3.

[7] Gerstein HC, Colhoun HM, Dagenais GR, et al. Dulaglutide and renal outcomes in type 2 diabetes: an exploratory analysis of the REWIND randomised, placebo-controlled trial. Lancet. 2019 Jun 7. pii: S0140-6736(19)31150-X.

[8] O'Neil PM, Birkenfeld AL, McGowan B, et al. Efficacy and safety of semaglutide compared with liraglutide and placebo for weight loss in patients with obesity: a randomised, double-blind, placebo and active controlled, dose-ranging, phase 2 trial. Lancet. 2018;392:637-49.

[9] Pi-Sunyer X, Astrup A, Fujioka K, et al. A Randomized, Controlled Trial of 3.0 mg of Liraglutide in Weight Management. N Engl J Med. 2015;373:11-22.

[10] Margulies KB, Hernandez AF, Redfield MM, et al. Effects of Liraglutide on Clinical Stability Among Patients With Advanced Heart Failure and Reduced Ejection Fraction: A Randomized Clinical Trial. JAMA. 2016;316:500-8.

[11] Husain M, Birkenfeld AL, Donsmark M, et al. Oral Semaglutide and Cardiovascular Outcomes in Patients with Type 2 Diabetes. N Engl J Med. 2019 Jun 11. doi: 10.1056/NEJMoa1901118.

[12] Zheng SL, Roddick AJ, Aghar-Jaffar R, et al. Association Between Use of Sodium-Glucose Cotransporter 2 Inhibitors, Glucagon-like Peptide 1 Agonists, and Dipeptidyl Peptidase 4 Inhibitors With All-Cause Mortality in Patients With Type 2 Diabetes: A Systematic Review and Meta-analysis. JAMA. 2018;319:1580-91.

13

総論1
エビデンスの読み方・使い方
― 数式なし！目からウロコの秘伝 ―

　医療の中心は患者であることは、いうまでもない。臨床の現場で検査や治療の方針を決定する際の根拠は、病態生理学や経験、信念、通念に基づくことが多い。しかし、この判断根拠の置き方を振り返ってみると、必ずしも患者の臨床的便益を考えず唯我独尊になっていたり、臨床的有効性が実証されていない検査や治療をむやみに行っていたりすることが少なくない。

　人間は機械やコンピュータと異なり、多様であり多因子の影響を受ける。その結果、医療は必ずしも理論通りには進まず、常に不確実性がつきまとう。最新の検査や治療が予後改善の点で最善であるという保証はなく、常識や通念が必ずしも正しいとは限らない。また、医師個人の知識と経験には限界や偏りがある。情けがあだとなるように、誠意による治療も、結果として害を与えていることがある。

図1　臨床判断のパラダイムシフト

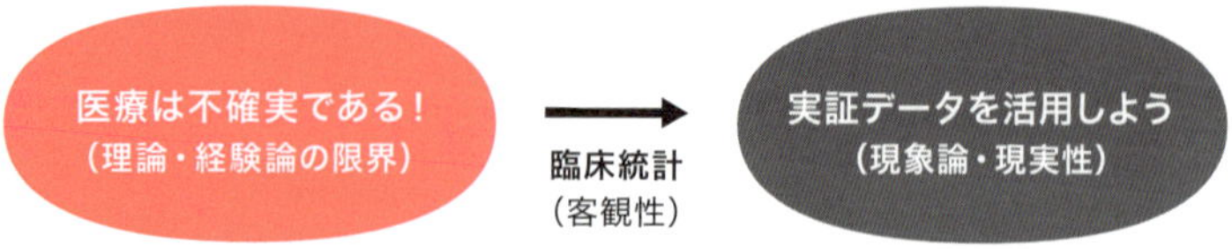

医療は不確実である！
（理論・経験論の限界）
→
臨床統計
（客観性）
→
実証データを活用しよう
（現象論・現実性）

　そこで、臨床上の問題を解決したり常に最適な診療を提供したりするためには、臨床研究による実用的な実証報告（エビデンス）を活用するのが、合理的かつ安全である（**図1**）。

　観察研究から予測・期待される結果と、実際の介入結果に齟齬が生じることもある。例えば、高血糖は死亡のリスクファクターであるが、厳格な血糖コントロール（「検査値を改善」）をすると逆に死亡リスクが増加した事例がある（総論2参照）[1]。また、食後高血糖は大血管症や死亡のリスクファクターであるが[2]、食後血糖低下治療によるリスク低下の実証は現時点では極めて少ない（第6〜12章参照）。

　EBMではこのような検査値（マーカー）を代用エンドポイントといい、臨床アウトカムを真のエンドポイントという。リスクファクターは病因であるとは限らないし、単なるマーカーかもしれない。真のエンドポイントと代用エンドポイントは必ずしも相関しない点に、注意が必要である。病態生理や検査も重要だが、アウトカムをまず重視するのが国内外の診療のスタンダードである。臨床の現場では、「治療の対象は患者であり検査値ではない」ことを肝に銘じたい。

図2 EBMの本質
EBMは4つの要素をバランスよく統合する医療である。

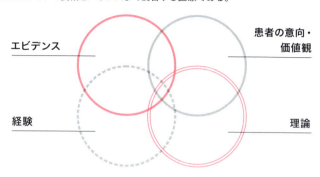

◘ Evidence-Based Medicine（EBM）とは

　エビデンスとは、人間を対象とした臨床研究による実証のことである。EBMは、診療の場で生じた臨床問題を解決する際に、系統立たない経験則や病態生理学だけで処理するのではなく、最適かつ良質なエビデンスを体系的に批評し、個々の患者の意向を考えに入れながら活用するアクションである（図2）。EBMは従来の医療に取って代わる手法ではなく、従来の医療判断法の欠点を統合的に補い、個別化を重視する医療実践である。

　新しいエビデンスが登場するには時間がかかることが多く、EBMは保守的に見えるときもあるが、それはEBMが安全第一を目指すためである。「エビデンスが追いついていない」といって、理論や自験に振り回された早合点をしないこと。「First, do no harm」を改めて思い起こそう。

　ここで注意。エビデンスがあれば答えが出るわけでもなく、エビデンスだけでは個別化医療を提供することもできない。個々の患者の価値観やニーズを重視するEBMの正しい実践には、臨床の基本であるコミュニケーション技能、臨床診断能力、倫理性が改めて必要とされる。統計学

図3　EBMの流れ

患者に始まり患者に帰着する。エビデンスを適宜切り離す（※）ことも歴としたEBMである。

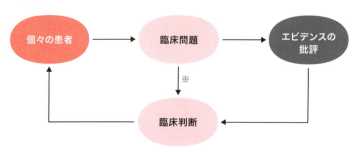

的に有意であっても、臨床上意味があるとは限らない。エビデンスの結果をどう総合的に解釈するかが、EBMの根幹である（図3）。患者と社会に最善の診療を提供することを目指すEBMは、患者に始まり患者に帰着する。

◼ EBMのエビデンス？

　EBMの活用の1つとしてエビデンスに基づく診療ガイドラインの作成がある。現在日本国内には数百もの魚目混珠の診療ガイドラインがある。「EBM＝診療ガイドライン実践」と錯覚しそうだが、EBMの本質は患者に始まり患者に帰着（還元）することを改めて強調したい。

　さて、日本糖尿病学会の診療ガイドライン[3,4]では、薬物を選択する基準として病態に応じることが推奨されている。極めて理にかなったことではあるが、目の前の患者の病態を正確に検査・評価することは日常診療において容易ではなく、前述のように理論通りにアウトカムが改善するとも限らない。

図4 エビデンス活用のステップ

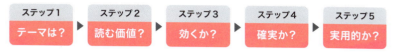

- ステップ1　臨床問題の定式化（PICO）：テーマは？
- ステップ2　研究の妥当性の評価：読む価値はあるか？
- ステップ3　結果の評価（推定）：効果はあるか？
- ステップ4　信頼性の評価（検定）：確実に効くのか？
- ステップ5　臨床的意義：どのくらい効くのか？　実際に役に立つか？

　一方、妥当性、再現性、臨床的意義を重視した、エビデンスのシステマティックレビューの有用性が示唆されている。実際に私たちは、日経メディカル Onlineでの連載時に随所で紹介した「糖尿病標準診療マニュアル」が、日本における糖尿病診療の質を向上させることをランダム化介入研究により示した[5]。

◨ EBMを実践しよう

　EBMは、以下の5つのステップを順に踏んで実践する（図4）。

ステップ1

臨床問題の定式化（PICO）：テーマは？

　臨床現象面を重視するEBMでは、まず目の前の患者からクリニカルクエスチョン（臨床問題）を抽出する。この際、PICOという4要素で定式化しよう（図5）。PはPatient（患者）、IはIntervention（介入・治療）またはIf（条件）、CはComparison（比較対照）、OはOutcome（アウトカム・

図5　クリニカルクエスチョンの定式化（4要素）

まず、論文のPICOを抽出する。以下の論文[6]を例に示す。

Effects of eicosapentaenoic acid on major coronary events in hypercholesterolaemic patients (JELIS): a randomised openlabel, blinded endpoint analysis

Mitsuhiro Yokoyama, Hideki Origasa, Masunori Matsuzaki, Yuji Matsuzawa, Yasushi Saito, Yuichi Ishikawa, Shinichi Oikawa, Jun Sasaki, Hitoshi Hishida, Hiroshige Itakura, Toru Kita, Akira Kitabatake, Noriaki Nakaya, Toshiie Sakata, Kazuyuki Shimada, Kunio Shirato, for the Japan EPA lipid intervention study (JELIS) Investigators

Summary

Background Epidemiological and clinical evidence suggests that an increased intake of long-chain n-3 fatty acids protects against mortality from coronary artery disease. We aimed to test the hypothesis that long-term use of eicosapentaenoic acid (EPA) is effective for prevention of major coronary events in hypercholesterolaemic patients in Japan who consume a large amount of fish.

Methods [P（患者）] 18645 patients with a total cholesterol of 6.5 mmol/L or greater were recruited from local physicians throughout Japan between 1996 and 1999. Patients were randomly assigned to receive either [I（介入・治療）] 1800 mg of EPA daily with statin (EPA group; n=9326) or [C（比較対照）] statin only (controls; n=9319) with a 5-year follow-up. The primary endpoint was any major coronary event, including sudden cardiac death, fatal and non-fatal myocardial infarction, and other nonfatal events including unstable angina pectoris, angioplasty, stenting, or coronary artery bypass grafting. Analysis was by intention-to-treat. The study was registered at clinicaltrials.gov, number NCT00231738.

Findings At mean follow-up of 4.6 years, we detected the [O（アウトカム）] primary endpoint in 262 (2.8%) patients in the EPA group and 324 (3.5%) in controls—a 19% relative reduction in major coronary events (p=0.011). Post-treatment LDL cholesterol concentrations decreased 25%, from 4.7 mmol/L in both groups. Serum LDL cholesterol was not a significant factor in a reduction of risk for major coronary events. Unstable angina and non-fatal coronary events were also significantly reduced in the EPA group. Sudden cardiac death and coronary death did not differ between groups. In patients with a history of coronary artery disease who were given EPA treatment, major coronary events were reduced by 19% (secondary prevention subgroup: 158 [8.7%] in the EPA group vs 197 [10.7%] in the control group; p=0.048). In patients with no history of coronary artery disease, EPA treatment reduced major coronary events by 18%, but this finding was not significant (104 [1.4%] in the EPA group vs 127 [1.7%] in the control group; p=0.132).

Interpretation [読み飛ばす] EPA is a promising treatment for prevention of major coronary events, and especially non-fatal coronary events, in Japanese hypercholesterolaemic patients.

P（患者）	：高コレステロール血症の患者（総コレステロール値≧250mg/dL、平均年齢61歳）
I（介入・治療）	：スタチンに魚油（EPA）製剤（1800mg/日）を追加投与（9326人）
C（比較対照）	：スタチンのみ投与（9319人）
O（アウトカム）	：虚血性心疾患の相対リスクは19％、有意に低下

臨床転帰）の頭文字である。アウトカムを評価するときは、臨床イベントがエンドポイントとして設定されていることが重要といえる。

なお、論文要旨の「解釈・結論」はこの研究者による解釈であり、親の欲目のようなバイアスが当然あるので、読み飛ばすようにしよう。

> ステップ2

研究の妥当性の評価：読む価値はあるか？

エビデンスの質は、バイアスの存在で低下する。玉石混交であることに気付かずにエビデンスを盲信すると、判断を誤ることになるので気を付けよう。

このステップでは、妥当性をチェックする。妥当性とはエビデンスの質とレベルのことで、バイアスを鑑識する。バイアスが大きいほど妥当性が下がり、読む価値が低下する。バイアスは計算で補正することはできず、自分で見抜き、読む価値が下がった分だけ割り引いて読むようにする。エビデンスレベルは研究デザインによって図6に示す順となり、レベルが高いほどバイアスが小さくなる。

図6　エビデンスのレベル

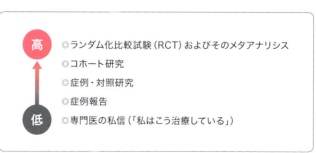

図7 RCTの流れとチェックポイント

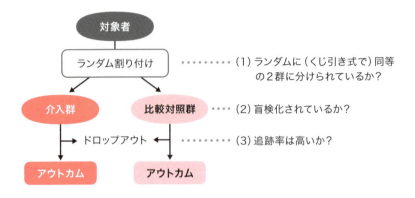

　一般にRCT（ランダム化比較試験）が最もバイアスが小さく妥当性が高いレベルに位置付けられているが、ここにも落とし穴がある（図7）。RCTだからといって、レベルが高いとは限らないのである。順を追ってチェックしていこう。

(1)-1 比較対照はあるか？

　全員に魚油製剤を投与した場合、結果は同時に行った生活習慣改善などの影響かもしれない。魚油製剤投与という介入の有無による2群の同時比較が大切である。

(1)-2 ランダムに割り付けられているか？

　では、比較対照はどのような人でもいいだろうか？　もし治療効果があるように見えた場合でも、初期条件（年齢、性別、飲酒量、喫煙率、有病率など）が違う場合は、アウトカムの違いが治療そのものの効果だったのか、それとも初期条件の違いによるものだったのかが分からない。

くじ引き式に割り付けることで、初期条件を等しくすることができる。ランダム化によって2群に均等に振り分けられるからである。<u>ランダム化によって、客観的な比較可能性が担保される</u>。

（2）盲検化されているか？

介入者と被験者が治療の内容を知らなかったかをチェックする。もしネタバレしていると、先入観、欲目、ひいき目が生じて、バイアス（「情報バイアス」という）が入り込む可能性が極めて大きい。

研究者や研究のスポンサーは自分たちに有利な結果を出したい衝動に駆られるのが、世の常である。<u>ネタバレしていたら有利な結果を出すように誘導することも可能</u>であり、特に「日本発」のエビデンスでその問題点が複数指摘されている（総論2参照）。

（3）追跡率は高いか？

ドロップアウトが多く、追跡率が低いと問題が2つ生じる。1つは、最初にランダム割り付けによって均等な2群に分けても、最後にはせっかくの均等性が維持できなくなってしまい、<u>バイアス</u>が途中で発生してしまう。もう1つは、データ数が減ることで信頼性および再現性が乏しくなってしまう。一般に、追跡率が80％以上であれば妥当と見なされる。

> ステップ3

結果の評価（推定）：効果はあるか？

臨床的アウトカムがエンドポイントとなっているだろうか（総論2参照）。効果の有無は、まず相対リスク（発症率の比）の増減で判定する。検査値や画像所見などの代用エンドポイントは臨床アウトカム（真のエン

ドポイント）と必ずしも連動しないため、参考資料程度に割り引いて解釈しよう。数値は臨床的枠組みの中で初めて意味を持ち、治療の対象は検査値ではなく患者であることを再三強調したい。

このステップでは改善・悪化や増加・減少の傾向をつかむ。

> ステップ4

信頼性の評価（検定）：確実に効くのか？

実際のデータは症例数が限られているので、偶然性の影響による誤差が存在する。検定を行うことで、偶然性の大きさをp値や信頼区間として算出することができる。

検定とは、偶然性による誤差に基づいて、母集団における差や比の推定値の信頼性を検証することであり、検定で得られたp値が小さいほど、違いがあることが確実になる。通常の臨床ではp値が0.05（5％）未満であれば偶然性による影響は問題にならないほど小さく、有意差がある（確実に違いがある）と判断する。

一方、信頼区間は推定値の誤差幅・予測幅のことで、通常は95％の確率で真の値が存在する範囲を示す。この誤差範囲が相対リスク（比）の場合は1.0（差の場合は0.0）をまたいでいなければ、有意差あり（確実に効く）と判定する。1.0（差の場合は0.0）をまたいでいたら、実薬が優れる場合もあれば劣る場合もあることになるので、有意差なし（確実に効くとはいえない）と判定する（図8）。

図8 p値と信頼区間の解釈

p値が0.05未満、相対リスク（比）の信頼区間が1.0（判定ライン）をまたいでいない場合（上段）に、有意差あり（確実に効果あり）と判定する。信頼区間が1.0をまたいでいる場合（下段）は、真の値が判定ラインより右側の「有害」かもしれないので、確実に違いがあるとはいい切れない。

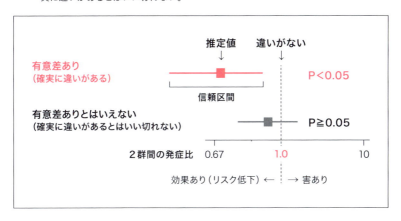

ステップ5

臨床的意義：どのくらい効くのか？　実際に役に立つか？

　いよいよ、どのくらい効くのか、実際に役に立つかを評価する。EBMでは、不確実な臨床医療の世界において、客観的で分かりやすい手掛かりを得るために確率を用いて評価するが、統計学的に有意差があったとしても、臨床的に意義があるとは限らない。

　リスクの大きさや治療効果は比（割り算）で表されることが多いが、比だけでなく差（引き算）の大きさも評価して臨床的意義を検討する。統計学的有意差があっても臨床的に意義があるとは限らないので、「有意」という言葉のあやに惑わされないよう気を付けよう。

　図5の論文では、魚油製剤の投与によって虚血性心疾患の発症が19％低下した（魚油製剤群：2.8％、対照群：3.5％、相対リスク低下：19％、

図9 「リスク低下」のトリック

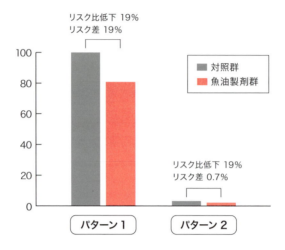

リスク差：－0.7％）[6]。相対リスク（比）が19％低下とはいっても、図9のパターン1のように無治療だと100％発症し、服用すると81％に発症率が低下したのではない。実際はパターン2で、リスク差は実はほんのわずかである。比（値引き率）によって効果の大きさを錯覚しないように気を付けよう。グラフも針小棒大（総論2参照）となっていることが多いので、だまされないようにしよう。

　数値の最終的な意味付けは、疾患の致死性、感染性、有病率など臨床的枠組みの中で決まる。リスク差（またはNNT）の大きさだけで臨床的意義が決まるわけでもない。エビデンスはあくまで道具であり、主役は患者である。エビデンスに振り回されないようにしたい。

　EBMは従来の医療を否定するものではなく、取って代わるものでもない。また、エビデンスさえあれば、答えが出てEBMができるわけでもない。EBMは従来の医療と同じように人間性を備えた医療様式であり、最終の

表1 優越性試験と非劣性試験の特徴

試験の種類	判定基準	判定	限界
優越性試験	信頼区間が判定ラインをまたがない、p＜0.05	有意差あり	同等性を証明できない
	信頼区間が判定ラインをまたぐ、p≧0.05	有意差があるとはいえない	
非劣性試験	信頼区間が判定ラインをまたがない、p＜0.05	非劣性（同等かそれ以上）である	優劣を証明できない。「同等かそれ以上」との証明であり、完全に同等であることは証明できない
	信頼区間が判定ラインをまたぐ、p≧0.05	非劣性であるとはいえない	

価値判断が患者と主治医（医療チーム）に委ねられて、その真価を発揮する。コミュニケーションを推進して、<u>目の前の患者にとって最善の医療は何か</u>を、まず明らかにしよう。

【補遺1】
非劣性 vs. 優越性（表1）

　非劣性とは優越性試験において「有意差を認めない」ことではない。文字通り「劣ってはいない」ことであり、「同等または優位」と解釈する（詳細は推薦図書参照）。例えば、治療薬に関して大血管症リスクが非劣性であったことを基に「安全が確認された」とうたう、すり替え宣伝には要注意。本来の糖尿病治療目的は合併症の抑制であることを、失念してしまう危険性がある。

　非劣性が実証されると、続けて優越性を検定することもある（階層的検

図10　2型糖尿病の患者中心血糖管理の意思決定サイクル[7]

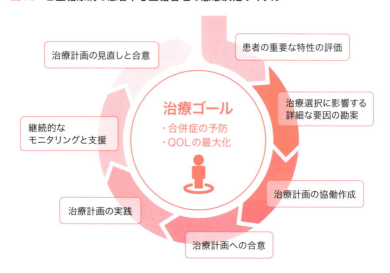

定法)。この場合、事前に優越性の検証が設定されていれば妥当性が担保されるが、後付け解析(事後解析)として評価された場合には情報バイアスが極めて大きいため(＝後出しジャンケン)、仮説の提唱・探究に過ぎないオマケとして読み飛ばそう(総論2参照)。

【補遺2】
個別化した患者中心のケア・clinical inertia
(診療の惰性)の回避

　米国糖尿病学会の診療ガイドライン2019[7]では、随所でこのアプローチが強調されている(第1章参照)。治療目標への到達と維持のために7ステップを継続的に繰り返していくサイクルが図示されている(**図10**)。診療の惰性(最新の知見を受け入れない、患者の状態をタイムリーに把握しないなど)の回避の重要性についても明記されており、診療の質の向

上への不断の努力の重要性が示されている。EBMは一度方針を決定したら完了というものではなく、このような定期的な見直しと再検討を繰り返して、患者中心のベストケアを目指すものである。

【推薦図書】

[1] スッキリわかる！臨床統計はじめの一歩 改訂版、能登洋、羊土社、2018.

【文献】

[1] Gerstein HC, Miller ME, Byington RP, et al. Effects of intensive glucose lowering in type 2 diabetes. N Engl J Med. 2008;358:2545-59.

[2] Nakagami T. Hyperglycaemia and mortality from all causes and from cardiovascular disease in five populations of Asian origin. Diabetologia. 2004;47:385-94.

[3] 日本糖尿病学会、糖尿病診療ガイドライン2016、南江堂、2016.

[4] 日本糖尿病学会、糖尿病治療ガイド2018-2019、文光堂、2018.

[5] Noto H, Tanizawa Y, Aizawa T, et al. A Cluster-randomized Trial to Improve the Quality of Diabetes Management: The Study for the Efficacy Assessment of the Standard Diabetes Manual (SEAS-DM). J Diabetes Investig. 2016;7:539-43.

[6] Yokoyama M, Origasa H, Matsuzaki M, et al. Effects of eicosapentaenoic acid on major coronary events in hypercholesterolaemic patients (JELIS): a randomised open-label, blinded endpoint analysis. Lancet. 2007;369:1090-8.

[7] American Diabetes Association. Standards of Medical Care in Diabetes-2019. Diabetes Care. 2019;42:S1-S193.

14

総論2
EBMの"十戒"
— エビデンスに使われないために —

　EBMには、厳然としたデータや客観的な検定といったイメージがある。それを悪用し、都合のいい方へ解釈を誘導することも可能なので要注意。ハッタリにだまされエビデンスに"使われない"ために、情報操作の手口を紹介しよう。妥当性が低いエビデンスは、話半分に読むことが大切である。

> その1

論より証拠（エビデンス）

　人間は機械やコンピュータと異なり、多様であり多因子の影響を受ける。その結果、医療は必ずしも理論通りには進まず常に不確実性がつきまとう。

　観察研究から予測される結果と、実際の介入結果に齟齬が生じる例を挙げよう。高血糖は死亡のリスクファクターであるが、厳格な血糖コント

ロール（検査値を改善）を行ったACCORD[1]では、逆に死亡リスクが増加した。また、治療薬によっても大血管症の予防効果は異なる。食後高血糖は大血管症のリスクファクターであるが、食後血糖低下治療による大血管症リスク低下の実証は、現時点では極めて少ない。

　EBMでは、このような検査値（マーカー）を代用エンドポイントといい、臨床アウトカムを真のエンドポイントという。リスクファクターは病因であるとは限らない。真のエンドポイントと代用エンドポイントは必ずしも相関しない点に、注意が必要である。病態生理や検査も重要だが、アウトカムをまず重視するのが、国内外の診療のスタンダードである。臨床の現場では、「治療の対象は患者であり検査値ではない」ことを肝に銘じたい。

その2
PROBE試験はネタバレによる情報バイアスに注意

　RCTであっても、盲検化されておらず介入内容が分かっていると、情報バイアスのために妥当性が低下する。盲検ではなく介入者・被験者ともに介入内容を知っているが、データ解析者には内容を知らせないことでバイアスを少しでも食い止めようという研究デザインを、PROBE（Prospective, Randomized, Open, Blinded-Endpoint）試験という。しかしネタバレしているため、判断に欲目や偏見が出たりデータの操作が可能であったり、妥当性は低くなる。

　特に、「日本発」のRCTはPROBE試験が多く、そのほとんどは判断や診断が担当医の裁量に委ねられているソフトエンドポイント（脂質異常症のように検査値だけで診断するために、誰が判定してもぶれのないエンドポイントをハードエンドポイントという）を使い、結果も有意差を認めるものが非常に多い（**表1**）[2,3]。

表1 大血管症分野の国内外エビデンス

二重線は発表後撤回された（論文2より作成）。

国・地域	エビデンス	ソフトエンドポイント	有意差
欧米	13件	非使用	あり（3件） なし（10件）
欧米	2件	使用	あり（1件） なし（1件）
日本	MEGA	使用	あり
日本	~~JIKEI-HEART~~	使用	あり
日本	JELIS	使用	あり
日本	CASE-J	使用	なし
日本	~~NAGOYA~~	使用	あり
日本	~~KYOTO~~	使用	あり
日本	~~VART~~	使用	なし

　出来が良過ぎることからも察知できるように、このデザインの研究は大きく割り引いて解釈することが重要である。実際、数試験が発表後に撤回されたのは記憶に新しい。「きめ細かい治療」、「我が国発の大規模研究」など、研究者や治療薬自体を過剰な美辞麗句で礼賛する講演会や記事があるが、診療の主体・臨床研究の目的は患者であることを忘れては本末転倒である。

その3

エンドポイントの改変・改ざん ─水増し注意報─

　2005年、International Committee of Medical Journal Editorsは、臨床試験の論文発表に当たり、その事前登録を義務付けた。しかし、現

状を監査した研究[4]によると、研究計画が登録されていた323件のRCTのうち、適切な登録（試験終了前に登録、一次エンドポイント明記）が行われていたのは147件にとどまった。その中で、46件に登録時と発表時でエンドポイントの相違を認めた。さらに23件でエンドポイント改変による検定結果への影響が判定できたが、23件中19件で改変後に有意差が出ていた。

　主要医学誌掲載論文でさえ適切な登録率が低い事実が判明し、さらにエンドポイントの中途改変も少なくない事実も鑑みると、<u>高エビデンスレベルとされるRCTでさえ、盲信するのは危険</u>なことがよく分かる。

　エンドポイントは標準療法の変化や有害事象の出現などによって改変を余儀なくされることもあるが、本来は研究開始後に都合のいいように改変することは反則である。特に、ソフトエンドポイントを研究開始後に追加するのは[5]、イベント数稼ぎのための水増しの疑いが生じる。

> その4

複合エンドポイントでは各要素もチェック ―おとり商法に注意―

　関連した複数のアウトカム（心筋梗塞、心不全、脳卒中など）を一括して、1つのエンドポイントとしてあらかじめ設定することがある。罹患率の低い疾患で、有意性を検証するのに役立つ。臨床的には理にかなっているが、有意差を何とか出そうとして組み合わせた苦肉の策であるかもしれない。複合エンドポイントの各要素の特徴や、各要素のリスク変化の<u>一貫性</u>にも目を通す必要がある。

　特に、入院決定など判断医によって基準が大きく異なるソフトエンドポイントが含まれている場合は、要注意だ。複合エンドポイント全体で有意差があった場合や一部の要素で有意差があった場合、各要素いずれにも

有意差があるかのような錯覚に陥らないように注意しよう。なお、各要素の解析は通常二次エンドポイントとして扱うが[6]、バラつきが大きい場合には、複合エンドポイントはあまり意味をなさない[7]。

> その5

二次エンドポイントはオマケ —朝三暮四に注意—

　研究で実証できるエンドポイントは一次エンドポイント（主要評価項目）だけであり、二次エンドポイント（副次評価項目）は仮説を実証するものではなく、示唆するオマケに過ぎない[8,9]。

　実際、心不全患者におけるARBとACE阻害薬の腎機能（一次エンドポイント）への影響を比較したELITE[10]では、一次エンドポイントには有意差がなかったものの、二次エンドポイントだった死亡率において、ARBがACE阻害薬より低下率が大きいことが示唆された。そこでその仮説を実証するために、ELITEの二次エンドポイント（死亡率）を一次エンドポイントとしてELITE II[11]が実施されたが、有意差は認めずARBの優位性は実証されなかった。

　製薬企業がスポンサーの臨床試験では、一次エンドポイントで有意差がない場合（いわゆるネガティブスタディー）、何とか実薬の優位性をこじ付けようとして、二次エンドポイントの中から少しでも有意差のある部分が誇張されることが多々ある。spinと呼ばれているこのような情報操作には、気を付けたい[12,13]。

　特に、論文著者の中にスポンサー企業の社員が含まれている場合は、少しでもいいように解釈される傾向にあるため（親の欲目バイアス）、大きく割り引いて読む必要がある。

【補遺】

近年では、事前に設定した階層的検定法によって二次エンドポイントでも仮説を実証することが増えてきている。どのような手順でどのステップまで「実証」されたのか、しっかりと読破しよう。

> その6

後付け解析は"後出しジャンケン"

仮説を検証する研究では、妥当性や客観性を高めるためにバイアスを極力排除することが重要である。解析法に関しては、研究開始前に研究デザインやデータ特性に基づいて設定しておくことが基本となる。

先にデータがあって中身が判明していると、いいとこ取りの"後出しジャンケン"と同じで、フェアな解析や解釈が困難となる（情報バイアス）。後付け（post hoc）解析は情報バイアスが極めて大きいため、仮説検証ではなく仮説提唱・探求に過ぎない。特に、一次エンドポイントで有意差を認めなかった臨床試験の後付け解析による情報操作には、注意すべきである[9,14]。

参考として、大規模研究の後付け解析の例を紹介しよう。

[NICE-SUGAR]

オリジナル解析[15]では、血糖の厳格な管理により集中治療室（ICU）で管理されている患者の死亡リスクが有意に増加することが示された（一次エンドポイント）。後付け解析[16]では、低血糖の増加が死亡リスク増加の原因である「可能性が示唆された」が、医学的に理にかなっていても後付け解析は両者の関連性を示すだけで、因果関係までは究明できない。低血糖は真の死因ではなく、基礎疾患の重篤度のマーカーに過ぎないのかもしれない。

[ADVANCE]

オリジナル解析[17]では、血糖の厳格な管理により細小血管症リスク（腎症の定義は顕性腎症発症、血清クレアチニン値の倍化、腎代償療法導入、腎疾患死亡）が有意に低下することが示された。後付け解析[18]では、厳格な血糖管理により末期腎不全、微量アルブミン尿、顕性アルブミン尿いずれの発症リスクも有意に低下する「可能性が示唆された」。

後付け解析では、代用エンドポイントだけではなく真の（臨床的）エンドポイントを評価しているが、情報バイアスが大きい解析のため、仮説として大きく割り引いて読むことが重要である。オリジナル研究解析に事前に末期腎不全も入れておけば、妥当性の高い結果が導けたかもしれない。

その7

サブグループ解析もオマケ

1つの研究の中で、男女別や年齢別の効果の違いを比較することをサブグループ解析という。検定によって有意差を見るためのものではなく、効果がさまざまな対象者層で一致しているか、著しい差がないか、一般性や普遍性が高いかを確かめる程度のものだ。現存のサブグループ解析論文は研究後に後付け解析（情報バイアス大）として行ったものがほとんどであり、しょせん"後出しジャンケン"として大きく割り引いて読もう。

その8

値引き率と値引き額は違う ―針小棒大のグラフに注意―

リスクの大きさや治療効果はリスク比（割り算）で表されることが多いが、比だけでなく差（引き算）の大きさも評価して、臨床的意義を検討することが重要である。論文ではインパクトを高めるために前者しか記載されていないことが多いため、気を付けたい。

値引きに例えれば、対照群のリスクが「定価」、リスク比低下が「値引き率」、リスク差が「値引き額」である。同じ「値引き率」（割り算）でも「値引き額」（引き算）は「定価」によって違うので、「定価」と「値引き額」も検討する必要がある。「値引き額」が少ないのでは、臨床的意義や有用性は大きくないかもしれない。

図1　ピロリ除菌による胃癌リスク[19]

「針小棒大」のグラフ（上）では劇的にリスクが低下したように見えるが、全体像（下）を見るとリスク差（引き算）はわずかであることが分かる。

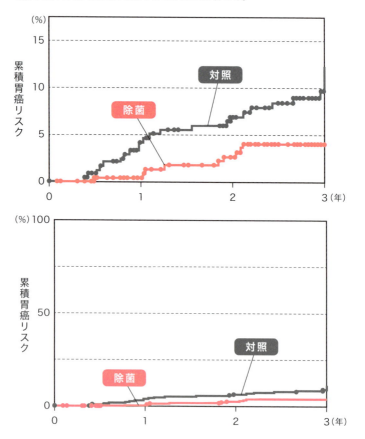

また、グラフでは一部を引き伸ばして視覚的印象を大きくすることが少なくないので要注意(**図1**)。幻影に惑わされず、姿を消したデータにも目を向けよう。最近の一流医学誌では、全体図と拡大図の両者を掲載する傾向にある。

その9
メタアナリシスは必ずしもレベルが高くない ―羊頭狗肉に注意―

メタアナリシス(メタ解析)はエビデンスレベルの最高峰に位置付けられることが多いが(**表2**)、実は含まれる研究の妥当性によって、そのレベルが変わる。特に、未発表データ(エビデンスレベル「なし」)が含まれる場合は、メタアナリシスのレベルも「なし」となるため、読む価値はほとんどない。メタアナリシスだからといって、うのみにしてはいけない。羊頭狗肉のこともあるので、個々のエビデンスも必ず吟味しよう。

また、追跡期間など臨床的意義も吟味する必要がある。数値は臨床的枠組みの中で初めて意味を持つことを、肝に銘じたい。

その10
傾向スコアマッチング ―リアルワールドデータ＝幻影？―

実臨床では、禁忌や慎重適応の条件に該当する患者には、当然のことながらその治療はあまり行われない。そのため治療薬の比較を観察研究に基づいて行う場合は、処方適応患者層が異なるため、単純に年齢などを計算で調整すれば済むというものではない。このような「治療バイアス」(channeling bias/confounding by indication)を解消する策の1つが、観察研究における「傾向スコアマッチング(propensity-score matching)」である。

表2　日本糖尿病学会の診療ガイドラインで示されたエビデンスレベル[20]

エビデンスレベル	デザインの種類
1+	質の高いRCT、およびそれらのMA/SR
1	それ以外のRCT、およびそれらのMA/SR
2	前向きコホート研究、およびそれらのMA/SR （事前に定めた）RCTのサブ解析
3	非ランダム化比較試験、前後比較試験 後ろ向きコホート研究 ケースコントロール研究、およびそれらのMA/SR RCT後付けサブ解析
4	横断研究 症例集積

質の高いRCTとは、①多数例（パワー大）、②二重盲検、独立判定、③高追跡率（低脱落率）、低プロトコル逸脱、④ランダム割り付け法が明確——などを指す。

MA：メタアナリシス、SR：システマティックレビュー

　まず、アウトカムにかかわらず全員のデータを集積し、年齢、性別、肝機能などのファクターを基に、各治療の処方されやすさを計算する。次に、その処方されやすさ度の低い人ほどデータに重みを付けて、2群間の比較解析を行う。

　このように1票に格差を付けることで、多数派・少数派のデータも両群均等に加味されるようになり、擬似RCT化が可能になる。しかし、未知・未測定の交絡因子が残存する可能性は残り、正銘のRCTではないため、エビデンスレベルはRCTには劣る。

　いわゆる「リアルワールドデータ」は実臨床に即している印象があるか

もしれないが、観察研究につきものの限界点もしっかりと押さえよう。「リアルワールドデータ」はあくまでも<u>RCTの現実への適応性や一般性を確認・補足</u>する位置付けであり、RCTの代替ではない。

【推薦図書】

[1] 糖尿病診療【秘伝】ポケットガイド 増補版、能登洋、南江堂、2013.
[2] スッキリわかる！ 臨床統計はじめの一歩 改訂版、能登洋、羊土社、2018.
[3] 2週間でマスターするエビデンスの読み方・使い方のキホン、能登洋、南江堂、2013.
[4] Dr.能登のもう迷わない！臨床統計ここが知りたい!!（上・下巻）、能登洋、ケアネットDVD、2010.
[5] 日常診療にすぐに使える臨床統計学 改訂版、能登洋、羊土社、2011.
[6] やさしいエビデンスの読み方・使い方、能登洋、南江堂、2010.
[7] EBMの正しい理解と実践Q&A、能登洋、羊土社、2003.
[8] 臨床で役立つ！ゼロから学ぶ 医学統計、能登洋、ナツメ社、2016.

【文献】

[1] Gerstein HC, Miller ME, Byington RP, et al. Effects of intensive glucose lowering in type 2 diabetes. N Engl J Med. 2008;358:2545-59.

[2] Kohro T, Yamazaki T. Cardiovascular clinical trials in Japan and controversies regarding prospective randomized open-label blinded end-point design. Hypertens Res. 2009;32:109-14.

[3] Kojima S, Matsui K, Hiramitsu S, et al. Febuxostat for Cerebral and CaRdiorenovascular Events PrEvEntion StuDy. Eur Heart J. 2019. Mar 7. pii: ehz119. doi: 10.1093/eurheartj/ehz119.

[4] Mathieu S, Boutron I, Moher D, et al. Comparison of registered and published primary outcomes in randomized controlled trials. JAMA. 2009;302:977-84.

[5] Ueki K, Sasako T, Okazaki Y, et al. Effect of Intensified Multifactorial Intervention on Cardiovascular Outcomes and Mortality in Patients with Type 2 Diabetes in J-DOIT3, a Multicenter, Randomized, Parallel-Group Trial. Lancet Diabetes Endocrinol. 2017;5:951-64.

[6] Freemantle N, Calvert M, Wood J, et al. Composite outcomes in randomized trials: greater precision but with greater uncertainty? JAMA. 2003;289:2554-9.

[7] Montori VM, Permanyer-Miralda G, Ferreira-Gonzalez I, et al. Validity of composite end points in clinical trials. BMJ. 2005;330:594-6.

[8] Freemantle N. How well does the evidence on pioglitazone back up researchers' claims for a reduction in macrovascular events? BMJ. 2005;331:836-8.

[9] 山崎力、医学統計ライブスタイル、サイカス、2009.

[10] Pitt B, Segal R, Martinez FA, et al. Randomised trial of losartan versus captopril in patients over 65 with heart failure (Evaluation of Losartan in the Elderly Study, ELITE). Lancet. 1997;349:747-52.

[11] Pitt B, Poole-Wilson PA, Segal R, et al. Effect of losartan compared with captopril on mortality in patients with symptomatic heart failure: randomised trial--the Losartan Heart Failure Survival Study ELITE II. Lancet. 2000;355:1582-7.

[12] Sun X, Briel M, Busse JW, et al. The influence of study characteristics on reporting of subgroup analyses in randomised controlled trials: systematic review. BMJ. 2011;342:d1569.

[13] 桑島巖、大規模試験とその報道のあり方、週刊医学界新聞、2722号、2007.

[14] Boutron I, Dutton S, Ravaud P, et al. Reporting and interpretation of randomized controlled trials with statistically nonsignificant results for primary outcomes. JAMA. 2010;303:2058-64.

[15] NICE-SUGAR Study Investigators, Finfer S, Chittock DR, et al. Intensive versus conventional glucose control in critically ill patients. N Engl J Med. 2009;360:1283-97.

[16] NICE-SUGAR Study Investigators, Finfer S, Liu B, et al. Hypoglycemia and risk of death in critically ill patients. N Engl J Med. 2012;367:1108-18.

[17] Patel A, MacMahon S, Chalmers J, et al. Intensive blood glucose control and vascular outcomes in patients with type 2 diabetes. N Engl J Med. 2008;358:2560-72.

[18] Perkovic V, Heerspink HL, Chalmers J, et al. Intensive glucose control improves kidney outcomes in patients with type 2 diabetes. Kidney Int. 2013;83:517-23.

[19] Uemura N, Okamoto S, Yamamoto S, et al. Helicobacter pylori infection and the development of gastric cancer. N Engl J Med. 2001;345:784-9.

[20] 日本糖尿病学会、糖尿病診療ガイドライン2016、南江堂、2016.

付録
糖尿病と癌

> 疫学データ

　2型糖尿病は、発癌および癌死亡のリスク増加と関連していることが注目されている（**図1**）。糖尿病と癌は、その発症に生活習慣の影響を大きく受ける疾患であるが、近年、これらの共通リスクファクターとは独立して両者が相互関連することが判明している（**図2**）。さらに、糖尿病治療薬による影響の可能性も注目されている。

　糖尿病では大血管症による死亡が増加するが、癌死亡の多い日本では糖尿病患者においても、癌が死亡の主因である（**表1**）。現在、世界的に糖尿病患者が激増しており、糖尿病患者の癌の予後が不良であることを鑑みると、糖尿病と癌全般の関連性の究明は、社会的にも臨床的にも、的確な方針を決定する上で極めて重要である。

図1 糖尿病と発癌リスクの国内外データ[2-5)]

統計学的有意差を認めたデータのみを示す。

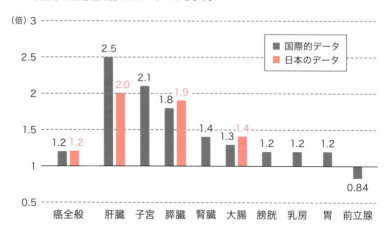

図2 糖尿病と癌に共通するリスクファクター

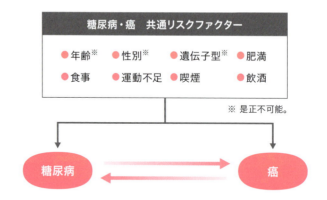

付録　糖尿病と癌

表1　日本人糖尿病患者の死因（2001〜2010年）[1]

1位	癌（肺癌、肝臓癌、膵臓癌）	38.3%
2位	感染症	17.0%
3位	血管障害（脳血管障害、虚血性心疾患）	14.9%

表2　糖尿病と癌リスク（癌全般）[3,4]

全世界	男女別	文献数	リスク比（95%信頼区間）
発癌リスク	男	8	1.14 (1.06 - 1.23)
	女	8	1.18 (1.08 - 1.28)
	男女	11	1.10 (1.04 - 1.17)
癌死リスク	男	13	1.10 (0.98 - 1.23)
	女	10	1.24 (1.11 - 1.40)
	男女	14	1.16 (1.03 - 1.30)

　さらに、糖尿病患者では癌発症のリスクが、世界的に男女とも同程度に有意に高いことが判明している（**表2**）。癌死亡リスクに関しても同様に高値だが、男性の癌死亡リスクに有意差を認めなかった理由として、前立腺癌リスク低下（**図1**）の影響が関与している可能性がある。

糖尿病と癌の関連

　両者の関連性には、高インスリン血症、高血糖、肥満、炎症、糖尿病治療薬など、さまざまな因子が複雑に関与している（**図3**）[3]。

(1) 高インスリン血症

2型糖尿病はインスリン抵抗性と代償的高インスリン血症を特徴とする。さらに2型糖尿病患者では肥満や運動不足が多く、高インスリン血症がより進行する。インスリンはインスリン様成長因子（IGF）-1受容体に結合することで、癌を誘発し得ると想定されている。

一方、糖尿病患者において前立腺癌のリスクが低値であることは、以下の機序が想定されている。糖尿病患者では、性ホルモン結合グロブリンが低値であり、さらにインスリン抵抗性によりテストステロン産生が低下するため、テストステロン低下症が少なくない。前立腺癌はテストステロン依存性であるため、糖尿病患者では前立腺癌のリスクが低下する。

(2) 高血糖

2型糖尿病患者における癌細胞増殖や転移は、高血糖で促進されることが報告されている。また、血糖値と癌リスクには正の相関があることも

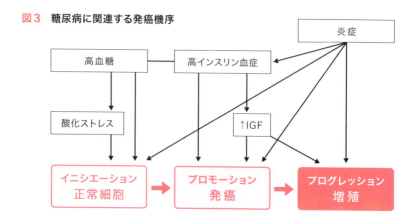

図3　糖尿病に関連する発癌機序

報告されている[6-11]。さらに、高血糖は酸化ストレスを高め、それが発癌の第一段階であるDNA損傷を引き起こすことも提唱されている。

(3) 交絡因子・バイアス

糖尿病と癌に関連性の高い病態や生活習慣として、高齢、性別、肥満、肝硬変、食事、運動不足、喫煙、アルコール多飲などがあるが、これらのリスクファクターが交絡因子になり得るため、関連性が過大評価されている可能性がある。また、計算で調整しても、未知・未測定の交絡因子が残存している可能性は払拭できない。さらに、糖尿病患者は通院しているために癌が見つかりやすいという「発見バイアス」による過大評価の可能性にも、留意する必要がある。

一方、癌では腫瘍壊死因子（TNF）-αなどのインスリン抵抗性を引き起こすサイトカインが産生されるため、癌を発症した結果、糖尿病が引き起こされた（因果の逆転）可能性も考慮する必要がある。

近年、遺伝子型（SNP）の関与や人種差の影響も探究されてきている。遺伝子情報も加味した解析では、糖尿病そのものの癌リスクへの影響は否定的である[12-14]。相関と因果は異なる。詳細はぜひ推薦図書を参照してほしい。

血糖コントロールと癌の関連

一方、「厳格な血糖コントロールによって癌リスクが減少するか」というクリニカルクエスチョンは、まだ完全には究明されていない。欧米での介入研究のメタアナリシス[15]では、厳格な血糖コントロールによって発癌・癌死リスクとも有意に低下しないことが示されているが（**表3**）、いずれの研

表3 海外の大規模RCTのメタアナリシス（血糖コントロール厳格群 vs. 標準群）[15]

	リスク比	95％信頼区間	I^2
発癌（研究数3件）	0.91	0.79 - 1.05	0％
癌死（研究数4件）	1.00	0.81 - 1.24	0％

表4 日本人対象の観察研究（聖路加国際病院データ）[16]

HbA1c（％）	測定回数（％）	オッズ比	95％信頼区間
＜5.4	132（0.9％）	1.01	0.32 - 3.24
5.5〜6.4	4174（29.4％）	1	
6.5〜7.4	6488（45.8％）	0.90	0.70 - 1.16
7.5〜8.4	2364（16.7％）	0.92	0.66 - 1.30
＞8.5	1021（7.2％）	1.10	0.70 - 1.73

表5 日本からの他報による癌死亡リスク[19]

	ハザード比	95％信頼区間
HbA1c（1％ごと）	0.76	0.56 - 1.05
食後2時間血糖（18mg/dLごと）	1.13	1.03 - 1.24

究もRCTではあるものの発癌・癌死が一次エンドポイントでなかったり、盲検化されていない研究も含まれていたりするため、質の高い臨床試験結果とはいえない。

その後、日本から発表された観察研究[16]の結果は、上記の海外のメタアナリシス[15]や他のコホート研究[17,18]の結果と合致している（**表4**）。追跡期間が比較的短い観察研究であるため、エビデンスの質は必ずしも高くはない。しかし、日本人糖尿病患者対象の初のデータとして、臨床的意義があるだろう。

さらに日本の別の小規模コホート研究の結果では、癌死亡リスクについてもHbA1cと有意な関連性はないことが示唆されている（**表5**）[19]。ただし観察研究であるため、関連性があっても必ずしも因果関係にあるとは限らない。「血糖コントロールを良くしても発癌リスクは減らない」という短絡的な結論に走らないように気を付けたい。

ではなぜ、癌のリスクファクターである高血糖のコントロールが、癌リスクに関連していないのだろうか？　まだ究明されていないが、高血糖そのものは実は癌罹患とは関係なく、2型糖尿病の根底にあるインスリン抵抗性が根源であり、高血糖は単なるそのマーカー（第三者）に過ぎないのかもしれない。あるいは、平均血糖値よりも食後高血糖（**表5**）[19]や血糖変動幅の方がインパクトは大きいのかもしれない。

糖尿病治療薬と癌

（1）インスリン

インスリンは構造上の類似性から、IGF-1受容体を介して発癌リスクを増加させる可能性が観察研究で報告されている。しかし、これらの報告は

図4　インスリングラルギンの発癌・癌死亡リスクを評価したORIGINの結果[20]

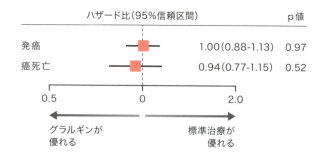

研究デザインに問題があり、バイアスが大きく妥当性は低いため、関連性は否定的である。さらに、近年のRCTでの発癌や癌死亡の報告では有意なリスク変化はなく（図4）、またその他の観察研究の結果を踏まえ、インスリン注射による癌リスク増加は事実上否定されている。実際、2013年に欧州医薬品庁（EMA）は、関連性を否定した声明を発表した。

（2）SU薬・グリニド薬

両剤とも血中インスリン濃度を高めるため、理論上は癌リスク増加が懸念される。しかし、SU薬に関する国際的なメタアナリシスでは、他剤と比較して有意な癌リスクの増減を認めていない（図5）。グリニド薬は、台湾のデータ解析で癌リスクが高まることが示唆されているが、交絡因子の調整に限界があるためエビデンスは限定的である。

（3）メトホルミン

メトホルミンは、基礎・動物実験だけでなく多くの観察研究やRCTで癌抑制効果が示唆されており、癌関連の臨床研究も進行中である。体

付録　糖尿病と癌

図5　SU薬と癌リスクのメタアナリシス[21]

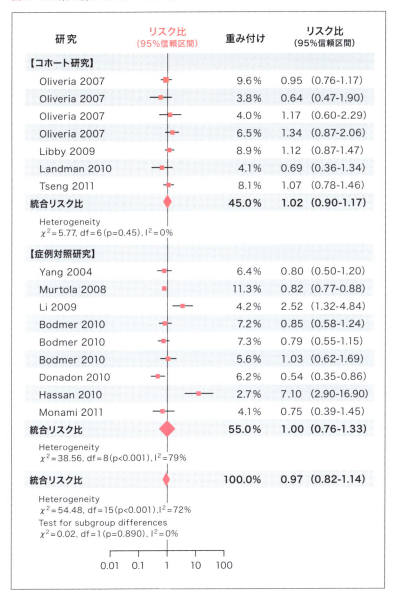

重減少およびインスリン抵抗性改善による高インスリン血症と高血糖の改善に加え、AMPK（AMP-activated protein kinase）を介したmTOR（mammalian target of rapamycin）経路の阻害により発癌リスクを低下させる可能性など、いくつかの機序が想定されている。

筆者が行ったメタアナリシスでは、発癌（**図6**）・癌死亡のリスクは両者とも、メトホルミン服用者で低いことが示された。また、大腸癌（リスク比：0.68、95％信頼区間：0.53-0.88、以下同様）、肝臓癌（0.20、0.07-0.59）、肺癌（0.67、0.45-0.99）のリスクはメトホルミン服用者で有意に低いことが示唆されたが、膵臓癌、乳癌、前立腺癌、胃癌、膀胱癌のリスク比は有意ではなかった[22]。

メトホルミンと癌リスクに関する現時点でのエビデンスは観察研究が主体であるため、バイアス残存に留意する必要がある。例えば、メトホ

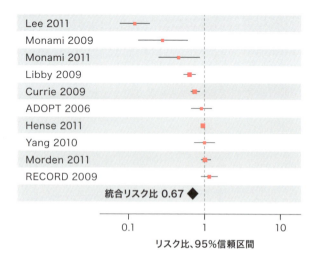

図6　メトホルミンの癌リスクに関するメタアナリシス[22]

ルミンは高齢者や肝機能異常者には処方されにくい（「処方バイアス」、channeling bias）が、このような患者は癌リスクが高い。また、他の薬剤でも同様であるが、時間に関するバイアスは計算調整が困難である。そのため、観察研究では<u>過大評価されている可能性</u>があり、上記メタアナリシスに含まれるRCT 2件（ADOPT、RECORD）では、有意なリスク増減は認めていない。

メトホルミンによる癌抑制に関して国内外で治験が進行中であるが、大腸異常腺窩巣（ACF）を持つ日本人（非糖尿病患者）23人を対象としたRCTでは、メトホルミン投与（250mg/日）により大腸癌発症が減少することが<u>示唆されている</u>[23]。RCTではあるが小規模であり、内視鏡的マーカー（<u>代用エンドポイント</u>）での評価であるため、長期大規模試験が待ち望まれる。

(4) チアゾリジン薬

ピオグリタゾンは全癌リスクには影響はないが、膀胱癌のリスクを有意に増加させるとの報告が、近年になり相次いでいる。これを受けて処方が禁止された国もある。日本の疫学研究では、ピオグリタゾンによる全般的に有意な膀胱癌リスクを認めていないが、服用2年未満の対象者では有意に増加していた（ハザード比2.73）[24]。

ただし、この日本の報告は<u>未調整解析なので、妥当性は高くない</u>ことに注意して解釈しなければならない。動物実験でも膀胱癌の発生を認めているが、詳細な機序は不明である。現在も研究は進行しており、最終結論には至っていないが、近年の<u>大規模観察研究</u>[25]では、膀胱癌リスク増加は認めなかったものの前立腺癌・膵癌（男性）のリスク増加と関連していたことが判明し、究明にはまだ時間がかかりそうである。当面は添付文書に従った対応をすべきである（第10章参照）。

(5) α-GI

　米国の報告で膀胱癌リスク増加の可能性が示唆されているが、台湾の疫学研究では有意差は認めていない。いずれもデータはかなり限定的で、報告バイアスが高いため慎重な解釈が必要である。

(6) GLP-1受容体作動薬・DPP-4阻害薬

　甲状腺髄様癌や膵癌のリスクが増加する可能性が、疫学調査や動物実験で示唆されている。RCTのメタアナリシスではDPP-4阻害薬による癌リスクに有意差を認めていないが（オッズ比：1.02、95％信頼区間：0.74-1.40）[26]、この対象研究はいずれも追跡期間が非常に短い（24〜104週）ため、臨床的意義は不明である。なお、その後発表された複数のRCTでは、発癌リスクの増加は認めていない[27-31]。欧米では両薬剤と癌リスクの関連性について、否定的見解が発表されている[32]。

(7) SGLT2阻害薬

　現時点では発癌リスク増加の可能性は否定的であるが、新薬であるため長期的な安全性は未知数である。

癌検診

　癌検診は癌発見が正確で確実であること、受診率が高いこと、受診の結果予後が改善することを満たして、初めて有効性を持つ。日本の癌検診の多くは有効性が実証されておらず、過剰診断と過剰治療によるリスクも小さくはないことに留意する。その上で、糖尿病患者は性・年齢に応じて、適切に科学的に根拠のある癌のスクリーニング（**表6**）を受けることが推奨される。

表6　科学的根拠に基づく「がん検診」[33]

「がん検診」の種類	対象者	実施間隔	検査方法
胃	50歳以上の男女	2年に1回	問診に加え胃部X線検査または胃内視鏡検査のいずれか
子宮	20歳以上の女性	2年に1回	問診、視診、子宮頸部の細胞診および内診
肺	40歳以上の男女	年1回	問診、胸部X線検査および喀痰細胞診
乳腺	40歳以上の女性	2年に1回	問診および乳房X線検査（マンモグラフィー）
大腸	40歳以上の男女	年1回	問診および便潜血検査

医療者へのメッセージ

　このような糖尿病と癌の関連性や糖尿病患者の急増を踏まえ、日本糖尿病学会と日本癌学会は2013年に、糖尿病と癌に関する提言を発表した（表7）[34]。また、糖尿病患者における血糖管理と癌罹患リスクに関して、現時点では質の高いエビデンスが存在しない[35]。

癌に続発する糖尿病

　癌で糖尿病リスクが増加する機序としては、癌細胞が産出するサイトカインによるインスリン抵抗性、化学療法・免疫チェックポイント阻害薬やステロイド剤の副作用、サルコペニアによるインスリン抵抗性、ストレス関連性などが想定されている。

表7 糖尿病と癌に関する日本糖尿病学会と日本癌学会による
医師・医療者への提言[34]

- ◎ 一般に、糖尿病（主に2型糖尿病）は大腸癌、肝臓癌、膵臓癌、乳癌、子宮内膜癌、膀胱癌などのリスク増加と関連がある一方で、前立腺癌リスク減少に関連していると報告されている。日本人に限ると、現時点では糖尿病は大腸癌、肝臓癌、膵臓癌のリスク増加と関連がある。他の癌種については、関連がない、もしくは一定した結論が得られていない。

- ◎ 加齢、肥満、不適切な食事や運動不足などの共通する危険因子が存在するため、糖尿病が癌罹患リスクと関連しているのかもしれない。

- ◎ 糖尿病により癌罹患リスクが高まる機序として高インスリン血症、高血糖、炎症などの関与が示唆されている。

- ◎ 健康的な食事、運動、体重コントロール、禁煙、節酒は2型糖尿病および癌の罹患リスクを減少するため推奨すべきである。

- ◎ 不適切な食事、運動不足、喫煙、過剰飲酒は癌罹患の危険因子であることから、糖尿病患者における食事療法、運動療法、禁煙、節酒は癌リスク減少につながる可能性がある。

- ◎ 糖尿病患者は、性別・年齢に応じて適切に科学的に根拠のある癌のスクリーニングを受診するよう推奨される（表6）。糖尿病患者で肝炎ウイルス陽性の場合には、肝臓癌のスクリーニングを受診するように推奨される。

- ◎ 特定の糖尿病治療薬が癌罹患リスクに影響を及ぼすか否かについての現時点でのエビデンスは限定的であり、治療法の選択に関しては、添付文書などに示されている使用上の注意に従った上で、良好な血糖コントロールによるベネフィットを優先した治療が望ましい。

　近年になり、癌に続発する糖尿病リスクの大規模疫学データが登場した。約50万人を対象とした研究によると（**表8**）[36]、癌に関連した糖尿病発症リスクは有意に高く、発癌後2年間が最高であった。臓器別癌では、膵臓癌後の糖尿病リスクが特に高値であった。この研究の注意点として、長期的な治療内容や検査頻度が不明であるため、癌リスクの増加度は過

表8 癌に続発する糖尿病のリスク[36]

先行癌種	ハザード比	95％信頼区間
全癌 （一次エンドポイント）	1.35	1.26 - 1.45
膵臓癌	5.15	3.32 - 7.99
腎臓癌	2.06	1.34 - 3.16
肝臓癌	1.95	1.50 - 2.54
胆嚢癌	1.79	1.08 - 2.98
肺癌	1.74	1.34 - 2.24
血液腫瘍	1.61	1.07 - 2.43
乳癌	1.60	1.27 - 2.01
胃癌	1.35	1.16 - 1.58
甲状腺癌	1.33	1.12 - 1.59

大評価されている可能性がある。癌発症2年間で特にリスクが増加しているのは、その影響の可能性がある。

　また、癌の病期が不明であるため、「長期大規模リアルワールドエビデンス」とはいえども、結果の一般性や普遍性は乏しいかもしれない。今後、癌による高血糖の機序の解明、癌患者での最適な血糖コントロール目標値や治療法に関する研究の進展が切望される。

【推薦図書】

[1]　スッキリわかる！臨床統計はじめの一歩 改訂版、能登洋、羊土社、2018．

【文献】

[1]　中村二郎、神谷英紀、羽田勝計ら、一糖尿病の死因に関する委員会報告―アンケート調査による日本人糖尿病の死因―2001～2010年の10年間、45,708名での検討―、糖尿病、2016;59:667-84.

[2]　Larsson SC, Wolk A. Diabetes mellitus and incidence of kidney cancer: a meta-analysis of cohort studies. Diabetologia. 2011;54:1013-8.

[3]　Noto H, Tsujimoto T, Noda M. Significantly Increased Risk of Cancer in Diabetes Mellitus Patients: A meta-analysis of epidemiologic evidence in Asians and non-Asians. J Diabetes Invest. 2012;3:24-33.

[4]　Noto H, Tsujimoto T, Sasazuki T, et al. Significantly Increased Risk of Cancer in Patients with Diabetes Mellitus. Endocrine Practice. 2011;17:616-28.

[5]　Sasazuki S, Charvat H, Hara A, et al. Diabetes mellitus and cancer risk: Pooled analysis of eight cohort studies in Japan. Cancer Sci. 2013.

[6]　Jee SH, Ohrr H, Sull JW, et al. Fasting serum glucose level and cancer risk in Korean men and women. JAMA. 2005;293:194-202.

[7]　Stocks T, Rapp K, Bjorge T, et al. Blood glucose and risk of incident and fatal cancer in the metabolic syndrome and cancer project (me-can): analysis of six prospective cohorts. PLoS Med. 2009;6:e1000201.

[8]　Bancks MP, Odegaard AO, Pankow JS, et al. Glycated hemoglobin and all-cause and cause-specific mortality in Singaporean Chinese without diagnosed diabetes: the Singapore Chinese Health Study. Diabetes Care. 2014;37:3180-7.

[9]　Seshasai SR, Kaptoge S, Thompson A, et al. Diabetes mellitus, fasting glucose, and risk of cause-specific death. N Engl J Med. 2011;364:829-41.

[10]　Hirakawa Y, Ninomiya T, Mukai N, et al. Association between glucose tolerance level and cancer death in a general Japanese population: the Hisayama Study. Am J Epidemiol. 2012;176:856-64.

[11]　Goto A, Noda M, Sawada N, et al. High hemoglobin A1c levels within the non-diabetic range are associated with the risk of all cancers. Int J Cancer. 2016;138:1741-53.

[12]　Goto A, Yamaji T, Sawada N, et al. Diabetes and Cancer Risk: A Mendelian Randomization Study. Int J Cancer. 2019 Mar 30. doi: 10.1002/ijc.32310.

[13]　Nead KT, Sharp SJ, Thompson DJ, et al. Evidence of a Causal Association Between Insulinemia and Endometrial Cancer: A Mendelian Randomization Analysis. J Natl Cancer Inst. 2015;107.

[14]　Carreras-Torres R, Johansson M, Gaborieau V, et al. The Role of Obesity, Type 2 Diabetes, and Metabolic Factors in Pancreatic Cancer: A Mendelian Randomization Study. J Natl Cancer Inst. 2017;109.

[15]　Johnson JA, Bowker SL. Intensive glycaemic control and cancer risk in type 2 diabetes: a meta-analysis of major trials. Diabetologia. 2011;54:25-31.

[16]　Kobayashi D, Kuriyama N, Hirano K, et al. Malignancy incidences by glycemic control among diabetic patients. Endocr Connect. 2018 Dec 1. pii: EC-18-0355.R1.

[17] Miao Jonasson J, Cederholm J, Eliasson B, et al. HbA1C and cancer risk in patients with type 2 diabetes--a nationwide population-based prospective cohort study in Sweden. PLoS One. 2012;7:e38784.

[18] Onitilo AA, Stankowski RV, Berg RL, et al. Type 2 diabetes mellitus, glycemic control, and cancer risk. Eur J Cancer Prev. 2014;23:134-40.

[19] Takao T, Takahashi K, Suka M, et al. Association between postprandial hyperglycemia at clinic visits and all-cause and cancer mortality in patients with type 2 diabetes: A long-term historical cohort study in Japan. Diabetes Res Clin Pract. 2019;148:152-9.

[20] ORIGIN Trial Investigators, Gerstein HC, Bosch J, et al. Basal insulin and cardiovascular and other outcomes in dysglycemia. N Engl J Med. 2012;367:319-28.

[21] Soranna D, Scotti L, Zambon A, et al. Cancer risk associated with use of metformin and sulfonylurea in type 2 diabetes: a meta-analysis. Oncologist. 2012;17:813-22.

[22] Noto H, Goto A, Tsujimoto T, et al. Cancer Risk in Diabetic Patients Treated with Metformin: A Systematic Review and Meta-analysis. PLoS One. 2012;7:e33411.

[23] Hosono K, Endo H, Takahashi H, et al. Metformin suppresses azoxymethane-induced colorectal aberrant crypt foci by activating AMP-activated protein kinase. Mol Carcinog. 2010;49:662-71.

[24] Fujimoto K, Hamamoto Y, Honjo S, et al. Possible link of pioglitazone with bladder cancer in Japanese patients with type 2 diabetes. Diabetes Res Clin Pract. 2013;99:e21-3.

[25] Lewis JD, Habel LA, Quesenberry CP, et al. Pioglitazone Use and Risk of Bladder Cancer and Other Common Cancers in Persons With Diabetes. JAMA. 2015;314:265-77.

[26] Monami M, Dicembrini I, Martelli D, et al. Safety of dipeptidyl peptidase-4 inhibitors: a meta-analysis of randomized clinical trials. Curr Med Res Opin. 2011;27 Suppl 3:57-64.

[27] Scirica BM, Bhatt DL, Braunwald E, et al. Saxagliptin and Cardiovascular Outcomes in Patients with Type 2 Diabetes Mellitus. N Engl J Med. 2013;369:1317-26.

[28] White WB, Cannon CP, Heller SR, et al. Alogliptin after Acute Coronary Syndrome in Patients with Type 2 Diabetes. N Engl J Med. 2013;369:1327-35.

[29] Green JB, Bethel MA, Armstrong PW, et al. Effect of Sitagliptin on Cardiovascular Outcomes in Type 2 Diabetes. N Engl J Med. 2015;373:232-42.

[30] Pfeffer MA, Claggett B, Diaz R, et al. Lixisenatide in Patients with Type 2 Diabetes and Acute Coronary Syndrome. N Engl J Med. 2015;373:2247-57.

[31] Azoulay L, Filion KB, Platt RW, et al. Incretin based drugs and the risk of pancreatic cancer: international multicentre cohort study. BMJ. 2016;352:i581.

[32] Egan AG, Blind E, Dunder K, et al. Pancreatic safety of incretin-based drugs--FDA and EMA assessment. N Engl J Med. 2014;370:794-7.

[33] 厚生労働省、市町村のがん検診の項目について、https://www.mhlw.go.jp/stf/seisakunitsuite/bunya/0000059490.html、2019/7/25閲覧.

[34] 糖尿病と癌に関する委員会、糖尿病と癌に関する委員会報告、糖尿病、2013;56:374-90.

[35] 糖尿病と癌に関する委員会、糖尿病と癌に関する委員会報告第2報、糖尿病、2015;59:174-7.

[36] Hwangbo Y, Kang D, Kang M, et al. Incidence of Diabetes After Cancer Development: A Korean National Cohort Study. JAMA Oncol. 2018;4:1099-105.

【再掲図表】

A 糖尿病治療薬のエビデンス（第1章表1の再掲)[1]

作用	種類	細小血管症抑制効果実証 アジア人	細小血管症抑制効果実証 欧米人	大血管症・死亡抑制効果実証 アジア人	大血管症・死亡抑制効果実証 欧米人	体重変化	低血糖リスク
インスリン抵抗性改善	ビグアナイド薬		◎	○（日本人）◎（中国人）	◎	→/↓	－
	チアゾリジン薬			△（日本人）	△	↑	－
インスリン分泌促進	SU薬		◎		○	↑	＋
	グリニド薬				○	→/↑	±
	DPP-4阻害薬				△	→	
食後高血糖改善	α-GI				△	→	
ブドウ糖排泄	SGLT2阻害薬			○	◎	↓	
注射薬	インスリン	◎（日本人）	◎		○	↑	＋
	GLP-1受容体作動薬				◎	↓	－

◎：実証されている、○：示唆されている、△：有意性は実証されていない、空欄：出版エビデンスなし

【文献】

[1] 日本糖尿病・生活習慣病ヒューマンデータ学会、糖尿病標準診療マニュアル（一般診療所・クリニック向け）第15版、http://human-data.or.jp、2019.

B 糖尿病患者の治療の流れ（日本糖尿病・生活習慣病ヒューマンデータ学会による糖尿病標準診療マニュアル[一般診療所・クリニック向け]第15版より）[1]（第1章図5の再掲）

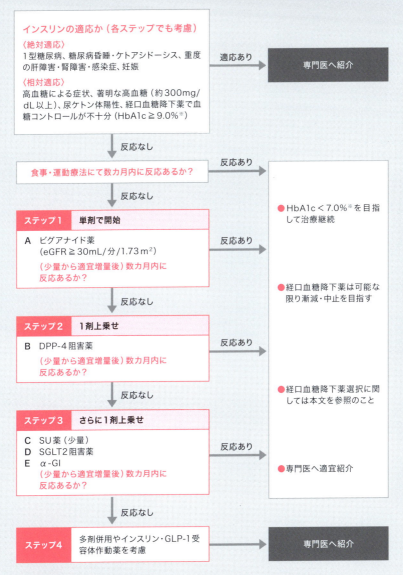

※ 目標値については症例によって個別に定める（本文参照）。

索引

記号

α-グルコシダーゼ阻害薬（α-GI）
　..................................93,135,208
β細胞 111

A

ACCORD 20,22,28,186
ACE阻害薬....................................36,189
ADOPT 207
ADVANCE....................................38,191
ARB...36,189
ARIC...72

B

BARI 2D 152
BMI..59

C

Ca拮抗薬...38
CANVASプログラム 121,124,127
CARMELINA 106
CREDENCE 127
clinical intertia（診療の惰性）
　...13,182

D

DECLARE-TIMI 58 123
DHA..42
DPP-4阻害薬 94,101,115,130,
　157,166,208

E

ELITE 189
ELITE Ⅱ 189
ELIXA...160
EMPA-REG OUTCOME 119,127
EMPATHY..40
EPA... 42,174
Evidence-Based Medicine（EBM）
　.. 171,185
EXAMINE..104
EXSCEL..160

G

GLP-1受容体作動薬 10,59,130,
　157,208

H

Harmony Outcomes 160
HDL-コレステロール（HDL-C）....43,75
HEART2D 154

J

J-DOIT3 41,44

K

Kumamotoスタディー................ 18,149

L
LDL-コレステロール (LDL-C) 38,53
LEADER 158
Look AHEAD 53

N
NICE-SUGAR 190
NIPPON DATA80 71

O
ORIGIN 150,204

P
PICO 173
PROactive 141
PROBE試験 186
PROFIT-J 143
PURE 72
p値 35,178

R
RECORD 207
REWIND 162

S
SAVOR-TIMI 53 104
SGLT2阻害薬 10,59,117,166,208
STOP-NIDDM 137
SUSTAIN-6 158
SU薬 18,59,91,94,107,109,
129,145,150,152,204

T
TECOS 104
TOSCA.IT 114,145

U
UKPDS 20,90,91,109,149

V
VADT 23

あ
アウトカム 170,173,186
アカルボース 136
アスピリン 47
後付け (post hoc) 解析 190
アルコール 79,201
アログリプチン 104
アンジオテンシンⅡ受容体拮抗薬
→ARBを参照
アンジオテンシン変換酵素阻害薬
→ACE阻害薬を参照

い
一次エンドポイント 189
因果 30
インクレチン 66,101,157
インスリン 18,26,28,59,91,94,
109,115,129,149,203

う

運動療法 75,82

え

エイコサペンタエン酸　　→EPAを参照
エキセナチド 160
エゼチミブ 41
エビデンス 171,185
エビデンスレベル 175,193
エンドポイント 170,186,189
エンパグリフロジン 119,122

お

オマリグリプチン 106

か

階層的検定法 181
カナグリフロジン 121,127
カルシウム拮抗薬　　→Ca拮抗薬を参照
癌 197
癌検診 208
管理栄養士 57,64

き

禁煙 79
筋力トレーニング 76

く

グリクラジド 110
クリニカルクエスチョン 173
グリニド薬 59,93,109,112,204
グリベンクラミド 111

け

傾向スコアマッチング 193
血糖コントロール 7,17,53,201
血糖コントロール目標（日本糖尿病学会）
....8
血糖コントロール目標（米国糖尿病学会）
.... 10
ケトアシドーシス 129,130,131
検定 178

こ

降圧治療 36
高血圧 22,36
交絡因子 29,201
個別化（治療目的の） 9,10,13
個別化医療 171

さ

細小血管症 18
サキサグリプチン 104
サブグループ解析 191

し

シタグリプチン 104
ジペプチジルペプチダーゼ-4阻害薬
　　　　→DPP-4阻害薬を参照
脂肪制限食 61
重症低血糖 26
出版バイアス 112
主要評価項目
　　　　→一次エンドポイントを参照
情報バイアス 177,186

食後高血糖 20,112,135,154,
　170,203
食事療法 55,77
真のエンドポイント 170
心不全 104,128,145,166
信頼区間 178
信頼性 178

す

スタチン 38,42,48
スルホニル尿素薬　　→SU薬を参照

せ

生活習慣 53,201
節酒 79,210
摂取エネルギー 57
セマグルチド 158,165,166

そ

総カロリー制限 61
相関 30
早期介入 24
相対リスク 177,180
測定バイアス 118
ソフトエンドポイント 186

た

大血管症 17
代用エンドポイント 170
妥当性 175
ダパグリフロジン 123,131
炭水化物（糖質）制限 61
蛋白尿 127

ち

チアゾリジン薬 59,93,115,141,
　152,207
中性脂肪 42
治療バイアス 193

つ

追跡率 177

て

低血糖 24
低炭水化物（糖質制限）食 68
デュラグルチド 162
電子たばこ 83

と

糖尿病合併症 17
糖尿病診療ガイドライン（日本糖尿病学会）
　..7
糖尿病標準診療マニュアル（日本糖尿病・
　ヒューマンデータ学会） 10
糖尿病網膜症 36,48
ドコサヘキサエン酸　　→DHAを参照

な

ナトリウム・グルコース共輸送体2阻害薬
　→SGLT2阻害薬を参照

に

二次エンドポイント 189
二次無効（SU薬の） 112
乳酸アシドーシス 90,96
妊娠糖尿病 74

認知症 13,30

は
ハードエンドポイント 186
バイアス 175
発癌リスク 203
発見バイアス 201

ひ
ピオグリタゾン 114,141,152,207
ビグアナイド (BG) 薬
　............. 89 (メトホルミンも参照)
肥満 59,199
非劣性 181

ふ
フィブラート系薬 42,48
複合エンドポイント 188
副次評価項目
　　　→ 二次エンドポイントを参照

ほ
包括的生活習慣改善 55
膀胱癌 207

み
未発表データ 102,143,193

め
メタアナリシス 193
メトホルミン 18,90,110,204

も
盲検化 177,186

ゆ
有意差 178
優越性 181
有酸素運動 76

ら
ランダム化比較試験 (RCT) 176

り
リアルワールドデータ 193
リキシセナチド 160
リスク差 180,192
リスク比 180,191
リスクファクター 170
リナグリプチン 106
リラグルチド 158,165,166

れ
レパグリニド 112

220

能登　洋　　Hiroshi Noto, MD, PhD, FACP
　　　　　　聖路加国際病院内分泌代謝科 部長

【略歴】

1993年（平成 5 年）	東京大学医学部医学科 卒業
同年	東京大学医学部附属病院内科 研修医
1994年（平成 6 年）	米国ニューヨーク州ベス・イスラエル医療センター内科 研修医
1997年（平成 9 年）	東京厚生年金病院内科 医員
1998年（平成10年）	東京大学医学部糖尿病代謝内科 医員
2003年（平成15年）	米国テキサス州テキサス大学サウスウエスタン医療センター 内分泌代謝内科 臨床フェロー
2006年（平成18年）	東芝病院代謝内分泌内科 医員
2009年（平成21年）	国立国際医療研究センター糖尿病内分泌代謝科 医長
2014年（平成26年）	聖路加国際病院内分泌代謝科 医長
2016年（平成28年）	聖路加国際病院内分泌代謝科 部長

【資格】　医学博士／東京医科歯科大学医学部臨床教授／聖路加国際大学臨床教授／東京大学医学部非常勤講師／日本内科学会総合内科専門医・指導医／日本内分泌学会専門医・指導医／日本糖尿病学会専門医／日本医師会認定産業医／臨床研修指導医／日本病態栄養学会評議員／日本糖尿病・生活習慣病ヒューマンデータ学会評議員／米国医師免許／米国内科専門医／米国内分泌代謝糖尿病専門医／米国内科学会上席会員（FACP）

【論文】　内分泌・代謝・糖尿病・総合内科を中心に英文論文多数

【書籍】
◎ 糖尿病診療【秘伝】ポケットガイド 増補版、能登洋、南江堂、2013.
◎ スッキリわかる！ 臨床統計はじめの一歩 改訂版 統計のイロハからエビデンスの読み解き方・活かし方まで、能登洋、羊土社、2018.
◎ 2週間でマスターするエビデンスの読み方・使い方のキホン すぐにできるEBM実践法、能登洋、南江堂、2013.
◎ Dr.能登のもう迷わない！ 臨床統計ここが知りたい!!（上・下巻）、能登洋、ケアネットDVD、2010.
◎ 日常診療にすぐに使える臨床統計学 改訂版、能登洋、羊土社、2011.
◎ やさしいエビデンスの読み方・使い方、能登洋、南江堂、2010.
◎ EBMの正しい理解と実践Q&A、能登洋、羊土社、2003.
◎ 臨床で役立つ！ ゼロから学ぶ 医学統計、能登洋、ナツメ社、2016.

最新
糖尿病診療のエビデンス
改訂版

2015年8月3日　初版　第1刷発行
2019年8月26日　改訂版　第1刷発行

著　者	能登　洋
発行者	原田　衛
発　行	日経BP
発　売	日経BPマーケティング
	〒105-8308　東京都港区虎ノ門4-3-12
デザイン	LaNTA
印刷・製本	図書印刷

©Hiroshi Noto 2019　Printed in Japan
ISBN 978-4-296-10341-6

本書の無断複写・複製（コピー等）は著作権法上の例外を除き、禁じられています。
購入者以外の第三者による電子データ化及び電子書籍化は、私的使用を含め一切
認められておりません。本書に関するお問い合わせ、ご連絡は下記にて承ります。
https://nkbp.jp/booksQA